全国高等中医药教育规划教材
全国中医药行业高等教育"十四五"创新教材

大学生轻松学养生

（第二版）

主　编　胡广芹

全国百佳图书出版单位
中国中医药出版社
·北　京·

图书在版编目（CIP）数据

大学生轻松学养生 / 胡广芹主编 . -- 2 版 . -- 北京：
中国中医药出版社 , 2025. 6. -- （全国中医药行业高等
教育"十四五"创新教材）.
ISBN 978-7-5132-9377-8

Ⅰ. R212

中国国家版本馆 CIP 数据核字第 2025H899P4 号

中国中医药出版社出版

北京经济技术开发区科创十三街 31 号院二区 8 号楼
邮政编码　100176
传真　010-64405721
保定市西城胶印有限公司印刷
各地新华书店经销

开本 787×1092　1/16　印张 9.75　字数 225 千字
2025 年 6 月第 2 版　2025 年 6 月第 1 次印刷
书号　ISBN 978-7-5132-9377-8

定价　49.00 元
网址　www.cptcm.com

服 务 热 线　010-64405510
购 书 热 线　010-89535836
维 权 打 假　010-64405753

微信服务号　zgzyycbs
微商城网址　https://kdt.im/LIdUGr
官 方 微 博　http://e.weibo.com/cptcm
天猫旗舰店网址　https://zgzyycbs.tmall.com

如有印装质量问题请与本社出版部联系（010-64405510）

全国高等中医药教育规划教材

全国中医药行业高等教育"十四五"创新教材

《大学生轻松学养生》编委会

主　　编　胡广芹（国家中医药博物馆）

副 主 编（按姓氏笔画排序）

　　　　　冯炳树（德州市立医院）

　　　　　刘　川（山东中医药大学）

　　　　　刘汉娇（深圳市中西医结合医院）

　　　　　张　琳（德州学院）

　　　　　薄　彤（天津中医药大学）

编　　委（按姓氏笔画排序）

　　　　　马建民（首都医科大学附属北京同仁医院）

　　　　　朱　慧（安徽医科大学）

　　　　　刘润兰（山西中医药大学）

　　　　　李京向（北京中医药大学第三附属医院）

　　　　　杨春涛（山东中医药高等专科学校）

　　　　　肖彩芝（重庆大学附属肿瘤医院）

　　　　　沈　峰（湖北中医药大学）

　　　　　张书河（广州中医药大学）

　　　　　张晓天（上海中医药大学附属曙光医院）

　　　　　赵中玮（甘肃中医药大学）

　　　　　胡红濮（中国医学科学院北京协和医学院）

　　　　　徐　泉（清华大学附属北京清华长庚医院）

学术秘书　高之光

再版前言

2023年由我担任策展人，由国家中医药管理局指导，中国国家博物馆与国家中医药博物馆共同主办的"智慧之光——中医药文化展"成功入选由国家文物局联合中央文明办、中央网信办开展的2023年度"弘扬中华优秀传统文化、培育社会主义核心价值观"主题展重点推介项目，我本人也入选"2023年中华中医药学会科普特别人物"。在"智慧之光——中医药文化展"的创作思路和内容筛选等方面，我受益于多年来从事中医药科普工作打下的良好基础。

我曾从事西医临床护理工作十余年，目睹西医学的优势和局限性。母亲曾教给我一些简单的中医养生方法，使我亲身感受中医药的神奇疗效（母亲的外祖父曾是当地医术精良的世传中医）。所以，我毅然放弃西医临床护理工作，开始系统学习中医学。天津中医药大学中医学博士研究生毕业后，我选择北京工业大学医院作为工作和研究的基地，致力于中西医结合健康管理及社区全科医疗工作。因种种机缘，短短两年内，我在中国中医药出版社先后出版了《护士健康枕边书》《形神兼治 针药并施》和《轻松学会体质养生》3部作品。2012年5月，中华中医药学会和中国中医药出版社分别在北京工业大学成立全国首个"高校健康管理基地"与"中医药文化科学普及与实践基地"。同年，我被遴选为"国家中医药管理局第三批中医药文化科普巡讲专家"，2020年2月19日，我又入选国家健康科普专家库第一批成员名单。科普是人类文明进步的阶梯，我深深感到有责任和义务将博大精深的中医理论与临床经验变成老百姓听得懂的科普知识，将中医药健康文化科学系统地展示给百姓。

由于自然生态环境和社会生活条件的变化，肥胖症、高血压、糖尿病、颈椎病等慢性非传染性疾病的发病率逐年上升，"如果没有有效的干预措施，未来30年将是中国慢性病井喷的年代"。前卫生部部长陈竺用"井喷"二字敲响了我国慢性病防控的警钟。30年后，当前的在校大学生将成为国家的栋梁之才。通过有组织、有计划的健康理念教育，采取集体和个体的形式，普及健康基本知识、养生保健方法和技术应成为非医学类高校健康教育通识课的重要组成部分，具有重要的社会意义。

基于此，2012年我在北京工业大学开设了"大学生轻松学养生"选修课。我认为，大学生的思维逐渐走向成熟，其人生观和价值观开始形成并趋于稳定，社会文化因素对其有着重要的影响，为大学生提供科普健康文化知识技能学习的机会，不仅能使他们认识中医药文化的特质，掌握简单的中医药养生技术，学会应用自我健康管理的方法，增进和维护自身的健康，更重要的是，使大学生成为健康文化科学普及的主力军，通过他们可以将这些知识和理念传播给长辈，实现文化反哺；告诉亲朋好友及未来的同事，实现文化的传播；传授给未来的子女，实现文化的传承；甚至还会辐射未来，在工作和生活中融入健康观念的特质，在很大程度上关系到同期及未来的国民健康状况。

开课后，学生们热情高涨，他们曾经觉得养生距离自己很遥远，但通过养生教育，每个人能够为自己"把脉"，关注自己的身体健康，认识到健康的重要性，并对不良的生活习惯做出调整。有的学生给我发短信说："老师，舌头在我嘴里20年，我从未看过它一眼，原来它是人体健康的晴雨表，太神奇了！"有的学生放假回家后，将学到的推拿按摩技术为父母、爷爷、奶奶做保健。学生们还组建社团，为师生获取正确、规范的中医药养生保健知识提供方便，直观感受中医药的神奇魅力，并在学校食堂建立养生窗口。经过规范的食品加工培训后，学生志愿者制作我创制的多种养生粥、养生茶配方，向全校师生进行健康知识宣传。我指导的学生团队作品"养之道"荣获2014年"创青春"首都大学生创业大赛金奖，荣获2014年"创青春"全国大学生创业大赛铜奖。通过教学，学生们不仅收获了知识，更获得了一种重视自己与他人身心健康的意识，这一点会使他们受益终身。

本项探索工作得到了众位专家的鼓励和帮助。北京工业大学领导多方位为我创造工作条件。《人民政协报》就此项工作发表文章《为坚守教育规律的教学改革喝彩》，其评论道："这样符合教育规律的创新实践必然会有强大的生命力和影响力，一定会在更多的高校推广实践，让更多的大学师生受惠获益。"中国教育网络电视台以"'中医养生'入课堂、传统文化'迷'住大学生"为主题，报道了北京工业大学开展的健康文化教育工作。

2013年，在第481次香山科学会议"健康中国战略实施的突破口"学术讨论会上，我在发言中说："中医药文化进校园，不仅要进幼儿园、进小学、进中学，还要进入非医学院校，这对弘扬具有中国特色的高校健康文化、保护健康文化教育的自主产权具有重要的价值和意义。"我的倡议得到了与会专家的诸多鼓励和指导。在此，谨呈上我深深地感谢！

2014年，为了帮助大学生系统了解自己的身体，轻松学会养生方法，维护健康，在中国中医药出版社的支持下，我联合多所院校的专家、教授共同编写了《大学生轻松学养生》一书。该书出版后，受到广泛好评。

《"十四五"中医药文化弘扬工程实施方案》中强调"广泛开展中医药科普工作；培养建立中医药文化传播队伍"。教材是学生系统化获取学科基础知识的主要来源，作为教学的核心载体，具有不可替代的工具价值。教材可以建构学科育人模式。因此，我们对《大学生轻松学养生》进行修订再版，计划作为教材在高等院校广泛开课，构建一支政治过硬、专业突出、求实创新的中医药文化传播工作队伍，将中医药文化相关内容有机融入高等院校健康教育课程中，提高大学生的相关知识水平。

本书可作为非医学类高等院校学生健康教育的教材，也可供医学类高等院校低年级学生和其他养生爱好者学习与参考。

愿学生们身体健康，每天有个好心情！

胡广芹

2025年2月

编写说明

本教材书名所述"养生"是指通过课程学习，使学生掌握一定的保养身体、摄养身心、维护健康的常识，是提高大学生健康素质的重要手段。因此，简易的健康状态辨识和养生方法是本教材重点学习的内容。大学生健康文化科普教育，不同于医药院校学生的专业教育，教学内容和方法有自身的规律和特点。

对于目前尚无专门总结与研究大学生中西医结合健康文化科学普及理论与方法的现状，我们组织有关专家在胡广芹主编的《大学生轻松学养生》第一版的基础上，共同修订再版。本教材包括有关健康的概念，健康状态辨识和维护，起居和季节养生，饮食、运动及情志养生，性保健，简易中医养生方法，急救知识和常见病的养生知识等部分。目的是让学生了解如何及早发现身体的问题，学习简易养生方法，了解常见病的处理方案，及早选择合适的解决途径，防患于未然。

本教材第一版是在北京市教育委员会社科计划面上项目SM201210005013"中医健康理念在大学生健康教育中的意义研究"；北京工业大学教育教学研究面上项目ER2013C90"大学生健康教育的研究——饮食文化素质教育实施途径"的资助下完成。该成果获"2019年度中华中医药学会科学技术奖"。

本次再版是在北京工业大学"民族复兴视域下中医药文化的创造性转化和创新性发展——基于达仁堂发展史的研究"（项目号40036H07202401）的资助下完成。书中补充了赏茶品茗、情志调理案例、《黄帝内经》关于男性与女性的成长周期等内容，以及主编胡广芹独创的鍉圆针系统痧疗操作方法及应用。由于这是中国第一本关于大学生养生理论与方法的教材，从体例、格式到内容都没有更多可供借鉴的先例。我们完全根据科学调研大学生的需求，从教学实践出发来编撰此书。限于水平和能力，疏漏在所难免，敬请同道及广大师生在使用过程中提出宝贵意见，以便再版时修订。

《大学生轻松学养生》编委会

2025年2月

目 录

绪　论 ▷▷▷▷
··············

健康是"1"，其余的地位、荣誉、金钱、房产等都是"0"。有了健康的"1"，后面加"0"，就能成十、成百、成千、成万，健康失去，一切归零。因此，我们应该根据自己的实际情况规划生活方式，保持愉悦的心情，让生活有激情、有活力。

第一节　健康和健康的生活模式

为何人们常用"身体挺好吧"作为问候语，"祝您健康"作为祝福语呢？你了解健康、亚健康、慢性病与体质吗？我们选择什么样的生活模式才会更加健康呢？

一、你了解健康吗

健康，是生活质量的基础，是生命存在的最佳状态，是实现长寿的前提，是我们希望拥有的最重要、最宝贵的财富。不了解健康就不可能敬畏生命，不敬畏生命就不可能珍惜健康，不珍惜健康就不可能热爱生活，因为热爱生活而关注每一天的生活质量——我健康吗？

1998年5月，世界卫生组织（WHO）对健康宪章进行了修改，将健康定义如下："健康是身体、智力、精神和社会功能完好的一种不断变动的状态，而不是指没有患病或没有身体虚弱。"因此，健康是人体的一种状态，在这种状态下人体查不出任何疾病，其各种生物参数都稳定地处在正常范围以内，对外部环境的正常变化有良好的适应能力。健康状态不只是躯体的完好，也包括智力、精神的健全和社会适应能力的内容。

而中医学的健康观则可简单概括为四个字——阴平阳秘，即阴阳之间动态平衡的状态。

二、什么是"亚健康"

"亚健康"是指非病非健康状态，是人体介于健康与疾病之间的边缘状态，虽无器质性病变，但有自我感觉的功能性改变。换言之，就是人们常说的"自己很难受只有自己知道，医生检查不出疾病"的那种状态。调查显示，缺乏运动、饮食起居生活不规律的学生容易出现"亚健康"状态。

可以说，亚健康正是处于健康与生病两者之间的过渡状态。机体虽无器质性病变，但出现活力降低、生理功能和代谢过程失调、适应能力不同程度减退。这既不是完全健康，又尚未达到疾病的程度。国外称"亚健康"状态为"机体第三状态"或"灰色状态"，国内有学者将处于这种状态的人称为"半健康人"。

"亚健康"是一种临界状态，处于"亚健康"状态的人若不能得到及时的纠正，非常容易引起心身疾病，如心理障碍、胃肠道疾病、高血压、冠心病、癌症、性功能下降等。

三、什么是疾病

疾病是机体在一定条件下，受病因损害作用后，因自稳调节紊乱而发生的异常生命活动过程。人体正常形态与功能的偏离，使正常的生命活动受到限制或破坏。疾病的种类很多，概略说来分为病原体引起的传染性疾病和非传染性疾病两大类。

四、什么是体质

这里所说的体质是从中医学的角度看待机体的素质，即人的天赋禀性和体格特征，是人体秉承先天（指父母）遗传，受后天多种因素影响，所形成的与自然、社会环境相适应的功能和形态上相对稳定的固有特性。体质通过形态结构、生理特性、心理特性和病理反应状态等方面表现出来。在生理上表现为组织、器官等的功能代谢调节方面的个体差异；在病理上表现为对某些不利环境的不易适应性、某些致病因素的易感性、产生疾病种类的特异性和疾病传变转归的倾向性等。2009年4月，中华中医药学会颁布了《中医体质分类与判定标准》。

五、什么是健康的生活模式

一个人的生活，要求有一定的规律、一定的程序。譬如，就一天来说，起床、吃饭、学习、工作、休息、运动，都要求有规律的安排，按相对固定的时间进行。这就是生活模式。健康的关键是要有合理的生活模式，适应外界环境变化。

我们每个人的身体都是一个处在不断变化中的具有自稳定功能的系统，这个系统对于来自系统内外的"破坏因素"具有很强的防御和调整能力，但如果人们长时间处于"身体过劳""情志过用"和"饮食偏颇"等状态，这个系统便会慢慢地发生"不平衡、不和谐"的状况，于是健康便出问题。

如何才能成为一个"健康"的人？这就要求构建一个健康的生活模式：适当运动，均衡饮食，保证充足的休息和睡眠，戒除烟酒。人的健康与生活模式有直接的关系，不良的、失去平衡的生活模式使身体各器官处于"时刻准备着"的紧张状态，这是造成器官疾病以至人体早衰的重要原因之一。

健康是"1"，其余的地位、荣誉、金钱、房产等都是"0"。有了健康的"1"，后面加"0"，就能成十、成百、成千、成万；健康失去，一切归零。因此，我们应该根据自己的实际情况规划生活方式，保持愉悦的心情，让生活有激情、有活力。

第二节　大学生为何学养生

处于人生最黄金阶段的大学生，身心正迅速走向成熟而又未真正成熟，多数大学生已能逐步自觉地确定自己的奋斗目标，并根据目标制定实施计划，排除障碍和困难，去努力实现奋斗目标，意气风发地遨游在求知的海洋中。但是，由于大学新生忙着调整心情，高年级学生忙着实习、考研，学习生活并不规律，直接导致了大学生群体体质的整体下滑。本应该让人羡慕的他们，却由于健康问题日益引起社会的关注和担忧。因此，对大学生开展健康教育，进行融入中医健康文化的中西医结合新型大学生健康教育实践活动，提高大学生健康意识和技能，培养健康的生活方式，是解决其身心健康问题、提高综合素质的重要途径。

大学生学习养生知识的重要意义如下。

1. 在培养大学生形成疾病预防观念和健康的生活方式方面具有独特功能。对大学生体质和营养状况的相关调查显示，当前有相当比例的大学生存在慢性病和营养不良、肥胖等问题，这些问题不仅直接影响其身体健康和学习效率，也与成年多发病（如心血管疾病、糖尿病、颈腰椎病、失眠、抑郁症和肿瘤等）有密切关系。大学生的健康状况之所以出现这些问题，有其个人、家庭和社会等多方面的原因。但从健康教育的角度看，这与大学生健康理念扭曲、营养和健康知识不足、健康技能缺失、饮食和运动失衡等方面有关。要解决这些问题，预防是关键性环节，而要使预防落到实处，必须以正确的健康理念、方便实用的健康技能和方法等作为支撑。科学、系统的中医健康教育能使大学生获得这些支撑性要素，并逐渐内化为自身素质。

大学生系统地学习健康养生知识，认同中医健康养生理念，必然能够改变自己的健康观念，更加合理地调节自己的生活习惯，逐步确立健康的生活方式。

2. 在提高大学生思想道德素质和心理素质方面具有特殊作用。中医健康文化蕴含着丰富的中国传统道德理念，如"主中庸""倡中和"和"养生先养德"的理念和主张等，这些都有助于强化大学生的道德意识，提升其个人品德。

中医健康文化在提升大学生心理素质方面也有丰富的思想资源。如中医学倡导的"恬淡虚无，真气从之，精神内守，病安从来"和"神清志平，百节皆宁"的理念，重视"精、气、神"的练气、保精、存神等养生思想和养生方法，都有利于使大学生保持平和的心态，少存邪欲之念，改变患得患失的心理习惯。此外，中医独特的"七情生克法"也是解除心身疾病、提高心理素质的行之有效且经济的良方。

3. 在促进大学生形成正确的科学观和增强人文素养方面有独特价值。近现代以来，源于西方的自然科学技术改变着世界，对人类的生产方式、生活方式和思维方式产生了极其深刻的影响。在健康观方面，以治疗疾病为中心，最大限度地发展和利用先进科学技术治疗疾病的观念近乎根深蒂固。但近年来，人们逐渐发现科学技术的高度发展在给人类带来某些福利的同时，也伴生着许多新的灾难和麻烦。在医疗卫生领域，产生了由抗生素、激素滥用导致的菌群失调和内分泌紊乱；因食品安全、装修污染、汽车尾气等导致的肿瘤；因精神压力过大、缺乏运动等引起的高血压、糖尿病及精神疾患等新的健康问题。正确理解和解决上述问题，需要树立正确的科学观和具备深厚的人文素养。

中医健康文化涵盖了丰富的人文知识，其不仅吸收了各时代朴素自然的科学成果，而且不断融入儒、释、道的文化精神。中医健康文化不仅是中国传统文化的一部分，而且因其具有人文性和科学性相统一的本质属性而成为中国传统文化最具魅力的领域之一。

中医养生能传递给大学生善待生命的理念，把疾病当作机体自我修复的过程和对自己不良生活方式的警示。这样学生能坦然面对疾病，不断克服面对疾病的恐惧感，摆脱对生命的无知，认识疾病原因，明白改变身体虚弱状态的方法，远离疾病，从而生活得更自由，充分感受生命的喜悦。

4. 在养生技术传承方面有重要价值。高等院校肩负着为社会培养教育人才的责任，作为社会栋梁的大学生，其所具备的健康文化知识可以传播给长辈、朋友等，他们的健康意识也将潜移默化地成为全社会的健康意识。因此，高校健康教育融入养生理念，全面提高学生的健康文化素质是我国大学生素质教育的重要任务之一，对提高全民健康素质具有重要的意义。

第三节　学会自我健康管理

生老病死是生命发展的必然规律，健康长寿却是人类坚持不懈的追求。随着社会物质生活条件的提高和卫生保健措施的完善，人们的健康、养生观念也不断发生着转变，仅仅是身体无病已不能称之为健康，这必然要求养生保健和医疗资源与之同步发展。

现代社会生活节奏加快，精神压力也日益加大，社会矛盾冲突错综复杂，使得人们的心理负荷增加，这些均是以前养生内容未涉及的，需要健康管理技术的继承与创新。

一、人为何会生病

引起疾病的原因是多种多样的。六淫致病，是指风、寒、暑、湿、燥、火六种邪毒侵入人体而引发的疾病；七情致病，是指喜、怒、忧、思、悲、恐、惊七种情志损伤所引起的疾病；饮食劳伤，是指饮食不节、起居不慎等引起的病变。

二、何为自我健康管理

本书所述"自我健康管理"是指建立在中医"整体观"多维健康和信息化管理技术模式上，应用中医四诊合参诊察技术与西医检测相结合的方法，从机体、社会自然环境、心理情志等多维角度，对个人或群体进行健康、亚健康和疾病的监测、分析、评估，并根据个体不同健康状态提供相应的养生调治、健康维护教育方案。其宗旨是帮助、指导人们成功有效地把握与维护自身的健康，提高身体素质。

人罹患慢性病多是因为对健康知识的无知。慢性病的防治主要在于培养健康的生活方式，即健康教育、合理膳食、适量运动、戒烟限酒、心理平衡等，而这些内容的80%

都是在社区和家庭完成。因此，自我管理显得尤为重要。

本来，人们可以尽量避免罹患慢性病，也可以采用更健康、更安全的非医疗手段防治慢性病。这些都需要采用自然的自我健康管理方法，方能得以实现。

人们大多熟知"煮青蛙"的理论，把一只青蛙直接放进热水锅里，由于它对不良环境的反应十分敏感，就会迅速跳出锅外。如果将一只青蛙放进冷水锅里，慢慢地加温，青蛙并不会立即跳出锅外，水温逐渐升高的最终结局是青蛙被煮死了，因为当水温升高到青蛙无法忍受时，它已经来不及或者说没有能力跳出锅外了。

青蛙现象告诉我们，生存的主要威胁并非突如其来的重大疾病（如车祸骨折、甲流突发高热等），这些往往容易引起人们的警觉。通常易置人于死地的疾病是在自我感觉良好的情况下，由于不均衡的膳食、睡眠不足、缺乏运动等，在缓慢渐进而无法察觉的过程中形成。这一切都是由于人们只想到有病找医生，而未全面掌握自己身体的生理特点和体质特征，有的放矢地管理自己的健康，未及早察觉身体悄悄发生的变化，最终酿成疾病。

中国特色的自我健康管理，采用多项同步诊疗方案，能尽可能地解决亚健康及慢性病的问题。慢性病与健康管理关系密切，有大量的工作需要做，发动未来栋梁的大学生重视这方面的研究及实践，将健康管理（营养保健、中医养生、情志调理等）贯穿日常生活、饮食起居、防病治病的全过程之中，有利于解决慢性病的防治问题。

三、自我健康管理的基本内容

健康难以跟他人比，最好建立自我基值档案，进行自我比较。可以从睡眠、饮食、视力、听力、体力、智力，乃至体温、脉搏、血压、呼吸、皱纹、白发，以及大小便等情况，一一记载，注明日期，然后每隔一段时间以这些指标来衡量自己是否偏离健康。之所以要记录个人基值，是因为随着时间的推移，我们容易淡忘本属于自己的健康。没有参照数值进行比较，就可能悄然与健康挥别，渐行渐远，却浑然不知。人是具有很强适应力和可塑性的，健健康康是活，亚健康也是活，带病忍痛还能活。只有健康地生活，才有生命质量。健康，是幸福的载体，健康地生活，才能活出幸福、快乐和精彩。

慢性病进展缓慢，癌症、高血压、颈腰椎病等疾病的发生发展大多悄无声息，使得这些病症具有很强的隐匿性，待临床确诊时，疾病往往已超过早中期的阶段，而接近晚期，治疗上是相当困难的。有了健康基值档案，并且每隔一段时间以之进行自我对照，学会自己给健康打分，指导自己早期发现健康问题、正确饮食、科学健身、保护身体不受疾病的困扰，使身体和心理更加健康，提高适应自然与社会环境的能力，及时预防健康值偏离。

四、自我健康管理的基本方法

健康状态自测是健康管理重要的一环，通过收集与跟踪反映个人身体健康状况的各种信息，利用自测模型确定体验者的健康状况及发展趋势，了解是否有发生某种慢性病的危险性，以及和其他人相比的危险性有多大，然后将根据疾病评估结果，针对健康危险因素，为个人提供改善"病态"的方法。

慢性病健康管理与运动能量监测配合使用，可为患有生活方式疾病者提供科学量化的非药物防治方案，同时还可以帮助医务工作者完成社区人群慢性病监测，居民健康档案管理，病情跟踪、测评、动态指标记录，居民膳食营养状况跟踪等。平时填写健康管理清单是非常好的自我健康管理方式（表1）。

表1　自我健康管理清单

时间	睡眠情况（时间）				饮食	体温	脉搏	呼吸	体重	生病	情绪	体检	运动
	起床	午睡	晚睡	睡眠									

自我健康管理的基本程序：动态监测健康——建立健康档案——评估慢性病风险——确立危险因素——寻求专业指导服务——制定干预方案——形成健康生活方式——改善体重、调理睡眠、平衡心理状态——降低各种慢性病风险——提高个人生活质量。

一台机器，如果超负荷就会亮红灯，人体也不例外，一旦有疾病潜在，就会发出信号。人体本身具有这样的"报警装置"，只不过多数报警的规律和方式没有被人们在日常生活中掌握。随着人口老龄化进程的加快、慢性病发病率的上升，人们对健康维护及改善的需求会日益增长。学习自我健康管理理论与方法，对于改善和提高国民身体素质，全面建设小康社会有着重要的战略意义。

第四节　维护健康的主要原则

众所周知，无论是汽车还是摩托车，如果不按照自身的特性做保养和检修，超过一定的时限，往往会出现故障，甚至发生重大交通事故。我们身体的各个组织器官天天运行，同样需要"保养"和"检修"。因此，每个人如果能掌握身体变化的规律，主动采取各种养生措施来适应身体变化，就能避邪防病，保健延衰而"尽终其天年，度百岁乃去"。

一、主动休息

主动休息就是在还未疲乏时，让身体"充电"后再干活，即不要等饿得头晕眼花了才吃东西，按时进餐，及时补充能量，精力才旺盛；不要等到口渴了再喝水，水是生命之源，人体始终需要得到水的滋润，才能保持旺盛的生命力；不要等困得手脚不听使唤了才睡觉，充足的睡眠会让人精神饱满。

主动找寻可以让自己真正放松的方式，如去商场、书店逛逛；享受郊外散步和旅游的惬意；向家人或朋友倾诉自己的苦恼，释放心理压力；告诫自己"有张有弛地做事情，地球照转，天塌不下来"。这些也是主动休息的方式。

二、均衡营养

没有任何一种食物能全面包含人体所需的营养，因此要倡导"杂食"，多吃粗粮、杂粮、水果、蔬菜，这样才符合均衡营养的观念。日本有学者提倡每天要吃20种以上的食物。饮食合理，疾病就会少发生。平时如能在调整膳食结构的同时，注意补充维生素、微量元素，以满足人体需要，就能奠定健康的基础。

另外，营养的摄入与机体消耗之间的均衡也是身体健康的重要方面，每天的摄入量应根据年龄、性别、劳动、活动等特点而定。如果每天摄入量大于消耗量，多余的能量会转变成脂肪，若沉积于血管壁，使血管硬化，可导致心血管病、糖尿病的发生；多余的营养在肠道中转变成毒素，也是诱发癌症的原因之一。如果消耗量大于摄入量，则会使人消瘦乏力、免疫力下降，导致许多疾病的发生。

三、健康睡眠

睡眠不但能恢复体力、解除疲劳、保养精气，还能健脾益胃、健骨强筋。人要是几个晚上不睡，就容易疲劳、生病；患者如果睡好觉，病痛大多会减轻。所以，养生之法，当以睡眠为先。

充足的睡眠是国际公认的健康标准之一，WHO将每年的3月21日定为"世界睡眠日"，以提醒人们要关注自己的睡眠健康及质量。因此，人们应了解睡眠养生之道，掌握睡眠需要注意的事项，尽量避免因睡眠问题对身体造成的危害。

四、自我放松

人不能一直处于高强度、快节奏的生活中，劳逸结合、张弛有度，对健康非常有益。人之所以感到疲劳，首先是情绪使机体紧张。因此，要学会缓解压力，将自己从紧张疲劳中解脱出来。要确立切实可行的目标，切忌由于对生活、家庭、工作等期望值过高而导致的心理压力过大。人在社会中生存，难免有许多烦恼和曲折，必须学会应对各种挑战，通过心理调节维持心理平衡。

五、培养情趣

兴趣爱好可以增加人的活力和情趣，使生活更加充实，生机勃勃，丰富多彩。如下棋、跳舞、画画等活动，不仅可以修身养性，陶冶情操，而且可作为一些心理疾病的辅助治疗。

六、有氧运动

现代社会高度发达的物质文化生活使一些人经常看电视、玩电脑，远离阳光和新鲜空气，缺乏适当的运动，日久可使人处于萎靡不振、忧郁烦闷的状态。因此，每周应抽出一些时间，远离喧嚣的城市，到郊外进行一些户外活动，呼吸新鲜空气，在氧气充足的情况下进行体育锻炼。

常见的有氧运动项目有步行、快走、慢跑、竞走、滑冰、长距离游泳、骑自行车、打太极拳、跳健身舞、跳绳、做韵律操，以及进行球类运动，如打篮球、踢足球等。

七、调整心情

作为当代大学生，肩负着许多无形的压力，进而产生如焦虑、抑郁、自卑、愤怒、嫉妒、冷漠等不良情绪，而面对这些不良情绪时，自我的心理调节就显得格外重要。

"恬淡虚无""高下不相慕"。成，人将与我以美誉，我当笑纳而戒骄；失，人将与我以建议或抱怨，我当汲取其合理而戒馁。这不仅仅是调节心理平衡的良方，更是一种修养与境界，也是解除痛苦的金钥匙。

心态决定命运，思路决定出路。好的心态是一种正能量，产生积极的动力；消极的心态是一种负能量，使人畏惧困难，产生悲观的情绪，事情自然也做不好。

八、欣赏音乐

音乐可以表达情感，抒发情怀，引起人的共鸣。音乐以特殊的语言形式满足了人们宣泄情绪、表达愿望的需求。而情感的适当抒发对健康十分有利。音乐不仅可以表达情感，还能通过其旋律的起伏和节奏的强弱调节人的情志，令人消愁解闷，心绪安宁，胸襟开阔，乐观豁达。正如音乐家冼星海所说："音乐，是人生最大的快乐。音乐，是生活中的一股清泉，是陶冶性情的熔炉。"

进餐时，听轻松活泼的乐曲较为适宜，有促进消化吸收的作用；临睡前，听缓慢悠扬的乐曲，有利于入睡；工间休息时，听欢乐、明快的乐曲，有利于解除疲劳等。

九、通畅二便

人活于世，有两件事情是必不可少的，一是吃喝，二是与之对应的排泄。"病从口入"，饮食与健康有密切的联系。然而，有多少人能同时意识到身体的健康与我们的排泄关系密切呢？从生物学角度说，大小便是排除废物的过程，也是保持体液稳定的过程。维持正常的生命活动，需要排泄，否则将破坏内环境的稳定，甚至有人提出"上厕所的习惯决定健康"的观点。

十、改变不良的生活习惯

如生活不规律（熬夜等坏习惯）、吸烟成瘾、恶劣情绪、饮酒过度、饮食不科学、运动不足等。

第一章 健康状态辨识 ▷▷▷▷

"有诸内者，必形诸外"，也就是说人体内在脏腑的生理、病理变化，即机体的健康状况，通常可以通过外在的变化表现出来。

健康状态辨识既要对受检者自我的感觉进行辨识，也要运用四诊的方法对受检者的外在表现进行辨识。受检者的自我感觉主要通过自评量表收集整理；受检者的外在表现则要利用传统的四诊技术进行辨识，同时可利用现代科学技术采集四诊信息进行数据处理，还可借助现代医学的影像、实验室检验等检查信息，通过数据挖掘、模式判定等方法对健康状态做出比较准确的辨识。

人们若清醒地看到自己的健康状态，无疑可以提醒自己维护健康，远离疾病。此外，要找到切合自己的保健方法，首先必须充分了解自己的健康状态，在科学养生理论指导下消除那些导致身体发生问题的各种因素，然后适当借助外力，如饮食调养、运动调养、经络调养等，对病损的组织进行循序渐进的恢复。

人的健康能很好地从面部神态，舌的形态、色泽，舌苔，脉象及指（趾）甲等变化表现出来，"望闻问切"的一些小小发现，可能成为身体罹患疾病的早期警报。

第一节 望舌知健康

望舌包括望舌质和望舌苔。

舌质为舌的肌肉脉络组织，又称舌体；舌苔为舌面上附着的苔状物，由胃气所生。

一、神奇的舌头

人体五脏六腑通过经络直接或间接地与舌有联系。

1. 心开窍于舌，舌为心之苗，手少阴心经之别系舌本。

2. 脾开窍于口，舌居口中，足太阴脾经连舌本，散舌下。

3. 足厥阴肝经络舌本。

4. 足少阴肾经夹舌本。

5. 肺经上达咽喉，与舌根相连。

6. 舌苔禀胃气而生，系胃气上蒸于舌面而成。

内脏有病变，可以直观地反映于舌。学会看舌，可以了解自己的健康状况。内脏病变可以直观地反映在舌上，学会看舌，就可以了解自己的健康状况。《辨舌指南》曰："舌为心之外候，苔乃胃之明证，察苔可知正气之盛衰，验苔已识邪之出入。"

二、如何望舌

（一）舌面脏腑分区

舌尖：心、肺。

舌中：脾、胃。

舌根：肾。

舌边：肝、胆。

（二）望舌的主要内容

1.正常舌象

正常舌象简称"淡红舌，薄白苔"。舌质淡红，舌苔薄白；舌体柔软，灵活自如，颜色淡红而红活鲜明；胖瘦、老嫩、大小适中，无异常形态；舌苔色白，颗粒均匀，薄薄铺于舌面，揩之不去，其下有根，干湿适中，不黏不腻。

2.望舌质

（1）舌色：淡白舌、红舌、绛舌、紫舌。

（2）舌形：胖大舌、瘦薄舌、裂纹舌、齿痕舌、芒刺舌。

（3）舌态：强硬舌、痿软舌、颤动舌、歪斜舌、吐弄舌。

3.望舌苔

（1）苔色：白苔、黄苔、灰苔、黑苔。

（2）苔质：厚薄、润燥、腐腻、剥脱。

（三）望舌的意义

1.判断正气盛衰

（1）舌质：舌质红润，提示气血旺盛；舌质淡白，提示气血不足。

（2）舌苔：苔薄白而润，提示胃气旺；舌光无苔，提示胃气阴亏虚。

2.分辨病位深浅

（1）舌质：红舌，提示病在气分；绛紫舌，提示病在气分。

（2）舌苔：薄苔，提示病在表；厚苔，提示病在里。

3.区别病邪性质

（1）舌质：舌上有瘀斑、瘀点，提示瘀血阻滞；舌体胖大，提示痰湿内停或气虚。

（2）舌苔：苔黄，提示热邪致病；苔白，提示寒邪致病；苔腐腻，提示有痰饮、湿浊、食积。

4.推断病情进退

舌苔由白变黄，及至灰黑，提示病邪由表入里，由寒化热，为病进。

舌苔由厚变薄，为病退。

（四）望舌的注意事项

1.光线

充足而柔和的自然光线。

2.受检者的姿势

正坐，尽量张开口，舌自然舒展，充分暴露。

3.望舌的顺序

舌苔→舌质；舌尖→舌中→舌根→舌边。

4.注意"染苔"

食物或药物使舌苔染色。

三、望舌与养生

舌象是健康的一面镜子，通过学习，对舌象的特征、意义等有了初步的认识。经常伸舌看一眼，根据舌象的变化调整日常的饮食起居，有针对性地进行个体化养生，对增进健康和防病治病具有重要的意义。

第二节　看甲知健康

指（趾）甲是最早被重视的人体组织之一。自远古时代开始，人类就把它作为摄取物品及自我保护的重要武器。随着社会的发展、人类的进步，人们逐渐认识到指（趾）甲不仅是生活中必不可少的"工具"，也是人类美容的重要部位，同时也反映着人的生命、生活、生育等状况，昭示着人体的健康与否。

诊察指甲有悠久的历史，《黄帝内经》从人体是一个统一的有机整体出发，多处论述四肢爪甲在人体中的地位及作用。剪掉的指甲可以作为中药使用，主治鼻衄（鼻出血）、尿血、乳蛾（扁桃体炎）、目生翳障（白内障、青光眼等）、中耳炎等。根据指甲元素成分变化可以监督环境变化、职业病的重金属暴露水平及营养的摄入情况，亦可用于筛选或诊断职业病和环境污染所带来的疾病。

指（趾）甲虽然位于肢体末端，但它不仅联系着人体的五脏六腑，而且是人体阴经和阳经的联络之处，反映着人体气血的流通状态。因此，指（趾）甲是反映人体健康的敏感点。加之指（趾）甲是便于观察的部位，临床也常将看甲作为一项重要的内容。

一、神秘的指（趾）甲

正常甲体的形态特征：指甲表面长方形，呈弧形拱起，平滑而光泽。纵长约占手指末节的3/5，顶端横径稍大于基部横径。小指指甲的横长与纵长略相等。拇指指甲横纵比约为1.8∶1。

按压甲体，可见甲体下有丰富的毛细血管网，这些毛细血管网自然弥散通透，使指甲颜色红润。用一只手逐个按压另一只手的指甲尖3秒钟，见指甲发白后放手，观察甲体血流恢复的快慢，如果马上呈微红状，则表示身体健康，说明机体血液循环顺畅，内脏功能正常，反之则提示身体可能出现了问题。

在指甲基部有一白色像半月形部分，称指甲半月，也就是民间俗称的"甲白"。甲白位于各指的中央，无大的偏移，呈新月形弧影，十分清晰，间质半透明状，有光泽，呈珍珠色或乳白色。一般情况下，指甲半月越少，提示脏腑功能低下，气血运行缓慢，身体容易出现疲劳乏力、精神不振，容易患感冒。

甲床的软组织皮肤应完整而柔软，与甲体紧密贴合，无斑纹、瘀点。

正常健康的指甲应甲床与甲体贴切密合，甲体颜色红润，表面光滑荣润。儿童指甲较成年人薄而软；老年人指甲厚脆，或干枯，或有棱纹，不平滑，属于正常现象。

二、如何看甲

看甲主要观察指甲的形状，以了解身体的健康状况，亦可提示某些疾病的发生。

1. 百合形指甲

甲形前后较少而呈长菱形，中间突起，四周内曲，状如百合片样，故称"百合形指甲"。此甲形多见于女性。儿童期出现此甲形表明消化能力欠佳。青春期出现此甲形则表明发育快而早，易出现缺钙和关节酸痛症状及血液系统疾病。

2. 扇形指甲

此指甲形状如一把展开的折叠纸扇，故称"扇形指甲"。这种甲形者如不注意保护身体，易患胃、十二指肠溃疡，肝病，胆囊炎，并常有胃肠道和关节病变的症状发生。

3. 方形指甲

指甲长宽相等，状如一个四方形，故称"方形指甲"。此种甲形的人相对理性，头脑灵活，体质较好，一般无明显病症。但可能有遗传性疾病的存在，也易出现心血管病变，如心律不齐等。

4. 长形指甲

指甲纵长与横长比为5:3，长度占手指末端指节的1/2以上，似长方形，称为"长形指甲"。此种甲形者多身体欠结实，喜静默，性情温和，处事多缓而稳定，喜艺术。但多易患急慢性炎症疾病，如上呼吸道感染、胃肠炎等；且易受环境因素影响而患职业病；还易患血液病、内分泌系统疾病等。指甲纵长与横长比为5:2，长度占手指末端指节的2/3或更长者，称"狭长指甲"，多见于神经质而又敏感者。

5. 碗形指甲

指甲形似碗状，故称为"碗形指甲"。该甲形者特别喜欢咬指甲，或喜欢剪除指甲，故指甲短浅，状如扁平碗样。此种甲形者多易患呼吸系统、消化系统疾病；智商两极分化，或智商极高，或智商低下，生长发育时期多病，成年后则大多身体健康。

6. 大甲形指甲

指甲较大，且呈长方形，如同包裹半个手指，甲厚且硬者，称"大甲形指甲"。此种甲形者多言行拘谨，性格内向，大多易患抑郁症、骨髓病和肿瘤，往往不太注意自己的身体健康，耐受能力较强。

7. 圆形指甲

指甲呈圆形，称"圆形指甲"。此种甲形者表面看上去体格健壮，很少患病，但实际上是对疾病反应并不敏感。一旦生病，则病情严重，较难医治，如溃疡病出血、急性胰腺炎、心包积液、肿瘤等。

8. 矩形指甲

指甲短而宽，呈矩形，且扁平，称"矩形指甲"。此种甲形者一般情况下很少患病，一旦出现病情，则多是急性重病，大多易患风湿病、心脏病、鼻窦炎、十二指肠病、关节病等。

9. 薄指甲

以甲薄或伴见指甲弯曲为特征。该甲形者性格多内向，易出现肝血不足、肺气薄弱之现象。

三、看甲与养生

指（趾）甲虽然位于人体四肢的末端，但指（趾）甲在经络系统中却有着十分重要的作用，是十二经脉起止交接的枢纽，是气血贯通的重要部位。若五脏六腑的功能活动衰弱，指（趾）甲则发生不同的改变以反映病情。现代医学对杵状指、反甲有较详细的描述，认为杵状指与青紫型先天性心脏病和许多肺部疾病有关。指（趾）甲诊病不仅早已被人们在临床上使用，而且近年来也逐步受到重视。例如，无指甲半月者，多因生活不规律所致。建议多注意休息，不熬夜，不过于劳累；多补充优质中性蛋白质，如奶类、蛋类、豆类、鱼类、黑色性食物和种子性食物。只要保证营养，坚持一个半月，就有可能重新出现指甲半月。通常是先在拇指出现，然后依次在食指、中指、无名指、小指出现，半年以后大多会全部出现。

第三节　切脉知健康

切脉即脉诊，又称"号脉""把脉"。传统的方法是医者用手指切按患者的桡动脉，根据脉动应指的形象，以了解病情、辨别病症的诊察方法。中医讲究望闻问切，而切脉更是源远流长，从古代一直沿用传承至今。许多人认为，切脉是医生要做的事情，但是在现实生活中，我们也可以学习一些切脉的技巧，学会每天给自己"把脉"，通过脉动征象，了解身体的健康状态。

一、多变的脉搏

脉搏即动脉搏动，随着心脏节律性地收缩和舒张，动脉管壁相应地出现扩张和回缩，在表浅动脉可触到搏动。如健康人运动后、情绪紧张、激动、饮酒、喝浓茶或咖啡、沐浴或是出现感染、发热、贫血、低钾血症、甲状腺功能亢进、心功能不全等情况时，可引起心动过速；心脏供血不足、睡眠和害怕会引起一时性心动过缓。此时，脉搏就会出现相应的过速或缓慢的变化。安静时的脉搏是较易测量的一项功能指标，也是预测身体功能状态的有效指标，触摸动脉搏动，有着非常重要的临床意义。

二、如何切脉

（一）切脉的部位

目前常用的切脉法为寸口诊法，是指切按桡骨茎突内侧的桡动脉搏动的方法。寸口分为寸、关、尺三部，通常以桡骨茎突内侧为关，关前（腕侧）为寸，关后（肘侧）为尺。两手各有寸、关、尺三部，共六部脉，分候不同的脏腑（表2）。

表2　寸口分部及分候脏腑

	寸	关	尺
左手	心	肝（胆）	肾
右手	肺	脾（胃）	肾

（二）切脉的方法

1.指法

三指平齐，以指腹触按脉体，中指定关，关前为寸，关后为尺，布指的疏密要和受检者的身长相适应。根据指按的力度不同，可分为浮取、中取、沉取。

（1）浮取：轻指力按至皮肤（举）。

（2）中取：中等指力按至肌肉（寻）。

（3）沉取：重指力按至筋骨（按）。

2.体位

受检者正坐或仰卧，使手臂与心脏同一水平。

3.时间

以清晨未起床、未进食，环境安静为最佳。

一般切脉时间不少于1分钟。

三、切脉与养生

由上可见，如果我们学会了脉诊的原理和奥秘，在家就可以给自己或家人把脉体检，根据不同的身体功能状态给予适当的调理。

学习切脉，必须先了解正常的脉象。健康人的脉象称为正常脉象，一般是不浮不沉，不大不小，不强不弱，不快不慢，均匀和缓，节律整齐，又称为平脉。平脉至数清楚，一息（即一呼一吸）之间4～5次，相当于每分钟72～80次，节律、强弱一致。脉象受体内外因素的影响而发生生理的或暂时的变化，也属正常。年龄越小，脉跳越快，婴儿则脉急数，每分钟120～140次；五六岁儿童常为一息六至，即每分钟90～110次；青壮年体强，脉多有力；老年人体弱，脉来较弱；成年女性较成年男性脉细弱而略快；

体瘦者脉较浮，体胖者脉多沉；重体力劳动、剧烈运动、饮酒饱餐、情绪激动，脉多快而有力；饥饿时则脉较弱。脉象随着一年四季也发生有规律的变化。

心、脉是形成脉象的主要脏器，气血是形成脉象的物质基础。脉诊主要依靠手指的感觉，体会脉搏的脉位、脉率、脉长、紧张度、脉宽、脉力、流利度、均匀度八个方面的变化，自己可以制作脉象八要素登记表，将脉象的每一个因素逐一登记，如有变化则提醒健康可能出了问题，应及时就医，找专业人员诊断。

第四节　闻诊知健康

闻诊是通过听觉和嗅觉，了解由身体发出的各种异常声音和气味，以诊察病情的方法。你关注过身体发出的声音信号吗？你能读懂身体发出的这些疾病预警信号吗？你是怎样处理这些声音的呢？看懂疾病的信号，它会告诉你身体从内到外的健康状况。

一、怪异的气味

健康状况良好者身体没有异常气味。当患某些疾病时，有时可以通过身体皮肤黏膜、呼吸道分泌物、胃肠道的呕吐物和排泄物等发出的异常气味，泄露疾病秘密。通过辨别这些异常气味可以帮助我们早发现和早识别健康状况的变化。

（一）口中气味

口臭是胃热，或有龋齿，咽喉、口腔溃疡，口腔不洁等。牙龈出血或上消化道出血者，口中常有血腥味。牙周炎、牙龈溢脓、口腔糜烂、龋齿中的食物残渣腐败发酵、化脓性扁桃体炎、扁桃体隐窝处积脓等，都可在呼气时有恶臭味。

糖尿病者发生酮症酸中毒时，可呼出苹果样甜味；各种有机磷农药中毒及食葱、蒜过多者，可呼出特殊的大蒜样气味；淋巴结核者身上有啤酒味；肝功能严重损害者，呼出的气体中常散发一种特殊的鼠臭味，称之为肝臭。

（二）排泄物气味

排泄物包括汗液、痰涕、大小便、月经、白带、精液等。

1.汗液

汗出腥膻，多见于风温、湿温、热病，是风湿热邪久蕴皮肤，津液受到蒸变或汗后衣物不洁所致。汗出腥臭，多见于瘟疫，或暑热火毒炽盛所致。腋下随汗散发阵阵臊臭气味者，多为湿热内蕴所致，可见于狐臭。

2.痰涕

痰涕秽臭而黄稠，为肺中有热。萎缩性鼻炎、副鼻窦炎、鼻肿瘤或鼻腔中存在异物时，由于局部发炎、分泌物增多，内有较多的脓液坏死组织及大量细菌，鼻涕会有难闻的臭味。

3.小便

小便腺臭混浊，提醒泌尿系疾病。氨味说明尿在体内已被分解，是膀胱炎或尿潴留的表现。苹果香味多见于糖尿病酮症酸中毒或饥饿时，这种尿液常可引诱蚂蚁汇聚。腐败腥臭味常见于膀胱炎及化脓性肾盂肾炎。

异味尿可以提示多种健康问题，但也可能是正常的情况。例如：吃洋葱后排出的尿液闻起来有洋葱味。吃韭菜后尿液有韭菜味。如果一次吃过多的羊肉，可产生带腥膻味的尿液。由于食物而使尿液产生的特殊气味，一般会随着食物的完全消化而渐渐消失。一旦异味持续两天以上，就有必要去医院做尿液检查。

4.大便

大便酸臭为肠胃有热。

5.月经

妇女月经臭秽者，多属热证；经血味腥者，多属寒证。带下臭秽而黄稠者，多属湿热；带下腥臭而清稀者，多属寒湿。崩漏或带下奇臭，兼见颜色异常者，应进一步检查，以判别是否为癌症所致。

6.白带

白带可预测女性的健康状况。

正常白带为白色稀糊状，一般无色无气味，量的多少受体内雌激素的影响。白带色黄而臭，为湿热下注。细菌性阴道炎症可因细菌酶分解而产生特殊的腥臭味，在月经期及性交后气味更浓重。宫颈癌、子宫内膜癌或输卵管癌时，白带量多，呈黄色水样，出现恶臭味。对于此类情况一定要提高警惕，及早去医院做进一步检查，必要时做活体组织检查。

7.精液

精液不像其他体液那样单纯，它是一种混合液。精液中除了精子以外，其他精浆成分由前列腺液、附睾液、精囊液和尿道、输精管的多种分泌物组成。精液和唾液、胃肠液、血液都属于人体的体液，闻之很像栗子花的味道。假如男人的精液没有这样一股怪味，则提示前列腺功能可能受损，反而需要引起重视。

二、异常的声音

听声音不仅可以诊察与发音有关的器官的病变，还可根据声音诊察体内各脏腑的变化。听声音包括听语声、呼吸声、咳嗽声、呕吐声、呃逆声、嗳气声等。

1.语声

说话声音的强弱，可反映正气盛衰和邪气性质。语声高亢洪亮而多言，属实证、热证；语声轻微低哑而少言，属虚证、寒证。声音嘶哑，发不出音者称失音，一般常见感冒后急性喉炎、声带息肉、声带小结、慢性喉炎。声音发哑，甚至刺耳，伴有喉部阻塞感，长时间不愈，还要考虑喉结核或者恶性肿瘤的可能。

2.呼吸声

呼吸有力，声粗浊，多为热邪内盛；呼吸无力，声低微，多为肺肾气虚。呼吸急促而困难是喘证。呼吸困难而有痰鸣音，是哮证，为痰阻气道而致。

3. 咳嗽声

咳声重浊有力，多属实证；咳声低微无力，多属虚证。咳嗽痰声辘辘，痰稀易吐，为湿痰蕴肺；咳嗽干裂声短，痰少干结，为燥邪伤肺。

4. 呕吐声

呕吐徐缓，声低无力，是虚寒证；呕吐势猛，声高有力，为实热证。

5. 呃逆声

呃逆俗称打嗝。日常呃逆，声音不高不低，无其他不适，多因咽食急促而致，不属病态。呃声高亢，短促有力，多属实热；呃声低沉，气弱无力，多属虚寒。久病出现呃逆不止，是胃气衰败的危重之象。

6. 嗳气声

嗳气，古称噫气。若是饱食之后，因食滞肠胃不化而致者，可有酸腐味，声音较响；若是胃气不和或胃气虚弱引起者，则无酸腐味，声音低沉；若是情志变化而致者，则声音响亮，频频发作，嗳气后脘腹舒适，常随情志变化而嗳气减轻或加重。

三、闻诊与养生

人体内发出的各种声音和气味均是在脏腑生理和病理活动中产生的，如五声（呼、笑、歌、哭、呻）和五臭（臊臭、焦臭、香臭、腥臭、腐臭）等都与五脏相应，是五脏功能变化的反映。因此，运用听觉和嗅觉，通过对身体发出的声音和体内排泄物发出的各种气味，可以推断身体功能状态的变化。

不同的气味有不同的原因，很多人都使用一些方法去掩盖难闻的气味。虽然身体气味通常与个人卫生习惯有关，但是很多气味也可通过健康状态的改变而改变。在清除身体异味的时候也一定要慎重，不可轻易地使用一些毫无作用的方法。

此外，如果发现自己出现嗅觉丧失闻不到气味时，也是身体功能状态异常的表现。如脑肿瘤压迫嗅觉中枢及神经，嗅觉信息不能正常传入或传出，可导致嗅觉障碍；生理性嗅觉细胞及嗅觉神经老化者，嗅觉也会逐渐减退。因此，如果发现身体出现异常气味或无明显原因的嗅觉逐渐减退以至丧失时，应引起高度重视，千万不可掉以轻心。

第五节　测体质知健康

中医学的体质分类是以整体观念为指导思想，以阴阳五行学说为思维方法，以藏象及精、气、血、津液、神理论为基础，运用中医四诊的方法，通过主客观评测而完成的。体质的分类方法是认识和掌握体质差异性的重要手段。目前国家体质标准将体质分为平和质、气虚质、阳虚质、阴虚质、痰湿质、湿热质、血瘀质、气郁质、特禀质九种类型。

一、多元的体质

(一) 平和质

平和质是阴阳气血功能较为协调平衡的体质类型，以形体适中、面色与肤色明润含蓄、精力充沛等为基本特征。

1. 形体特征

身体健壮，体形匀称，胖瘦适度。

2. 神色特征

面色与肤色因为人种与环境之别则有五色之分，但是都明润含蓄，唇色红润，头发稠密有光泽，精力充沛，不易疲劳，反应灵活，思维敏捷，目光有神，性格随和开朗。

3. 饮食起居特征

夜眠安和，食量适中，二便正常，嗅觉通利，味觉正常，精力充沛；耐受寒热，自身调节和对自然环境、社会环境适应能力较强。

4. 舌脉特征

舌淡红，苔薄白。脉象和缓有力，脉平或沉。

5. 发病倾向

平和体质人群不易感受外邪，较少生病。若生病，多为表证、实证，并且易于治疗，康复较快，有的不需要治疗即可康复。此类体质在后天调养得当、生活适宜的情况下不易改变。此类体质人群容易长寿。

(二) 气虚质

气虚质是元气不足，气的推动、防御、气化、温煦等功能较弱的体质类型，以气短、神疲、乏力、自汗等气虚表现为基本特征。

1. 形体特征

身体较弱、较瘦小，肌肉松软。

2. 神色特征

面色、肤色与平和质无太大区别，平时气短声低，少气懒言，精神不振，身体较容易疲乏，尤其在活动后容易出汗，头晕目眩，目光少神，面色少华，毛发不泽，性格较内向，不喜欢冒险。

3. 饮食起居特征

夜寐尚可，容易失眠或嗜睡，健忘，多梦；食量较小，口淡，进食无味，易腹胀；小便偏多，大便正常或经常便秘，但容易泄泻。

4. 舌脉特征

舌质色淡，舌形胖嫩，舌边常有齿痕，脉虚无力。

5. 发病倾向

气虚体质人群容易患感冒、内脏下垂等病，病时多为里证、虚证，病后需治疗且康复缓慢。不耐受寒邪、风邪、暑邪、湿邪，自身调节和对自然环境、社会环境的适应能力较平和质弱。

（三）阳虚质

阳虚质是阳气不足，阳气温养、推动、蒸腾、气化等作用较弱的体质类型，以畏寒怕冷、手足不温等虚寒表现为基本特征。

1. 形体特征

形体适中或身体较瘦小或虚胖，肌肉松软。

2. 神色特征

面色与肤色较平和质苍白且欠华，精神不振，容易疲乏，出虚汗或易出汗，动作迟缓，反应较慢，性欲偏弱，性格内向喜沉静，少动，或胆小易惊。

3. 饮食起居特征

平时喜睡，食量较小，喜热饮食；平素怕冷喜温，或体温偏低，手足不温；大便常较稀薄，小便多，尿清长；腰膝酸软，四肢凉；耐夏不耐冬，易感受风邪、寒邪、暑邪、湿邪，自身调节和对自然环境、社会环境适应能力较平和质弱。

4. 舌脉特征

舌淡胖嫩，苔可见白滑，脉沉迟或细数无力。

5. 发病倾向

阳虚体质人群发病多为寒证，易患感冒、痰饮、肿胀、泄泻等病。冬天易生冻疮，感受外邪易从寒化，病时多为里证、虚证、寒证，病后需治疗且康复缓慢。

（四）阴虚质

阴虚质是阴液亏少，其滋润、濡养等作用较低的体质类型，以体形瘦长、眼干涩、咽干、手足心热等虚热表现为基本特征。

1. 形体特征

形体适中或体形偏瘦，但较结实。

2. 神色特征

面色多略偏红或微苍黑，或皮肤呈油性，不畏寒，易畏热喜冷，手足心热，易盗汗。精神较阳虚质亢奋，性情急躁，自制力差，动作敏捷，反应灵敏，性格外向，喜欢运动。

3. 饮食起居特征

平时睡眠不实，易失眠或夜梦多；喜冷饮，食量较大，容易饥饿；口燥咽干，唇红，鼻唇干燥；大便多干燥不易排，小便短黄；耐冬不耐夏，易感受暑邪、热邪、燥邪，自身调节和对自然环境、社会环境适应能力较平和质弱。

4. 舌脉特征

舌红少津或少苔，脉细数。

5. 发病倾向

阴虚体质人群耐冬不耐夏，不耐受燥邪；易患虚劳、失精、不寐（失眠）、头晕、耳鸣等病；对风邪、暑邪、热邪等易感性强，易患阴亏燥热病变；病时多为里证、热证、实证，皮肤易生疖疮，病后需治疗且康复较缓慢。

（五）痰湿质

痰湿质是痰湿内阻或流窜，阻碍阳气与气机的体质类型，以形体肥胖、腹部肥满松软、头晕、身体酸重、口黏、苔腻等痰湿表现为基本特征。

1. 形体特征

体形肥胖，腹部肥满松软，肌肉较松软。

2. 神色特征

面部皮肤油脂较多，多汗且黏，胸闷脘痞，咳嗽痰多，痰质黏稠，头重如裹，肢体闷重酸痛，或见神志错乱而发癫、狂、痫、痴，或见身体某些部位出现圆滑柔韧的包块等；性格偏温和、稳重，多善于忍耐。

3. 饮食起居特征

纳呆，呕恶，口黏腻或甜，喜食肥甘甜黏；倦怠乏力，咽部异物感；小便浑浊，大便正常或经常稀薄黏腻，排便不爽；出虚汗或易出汗；适应能力一般，对梅雨季节及潮湿环境适应能力差。

4. 舌脉特征

舌苔厚腻，脉滑或濡。

5. 发病倾向

痰湿体质人群易患消渴、中风、胸痹、瘿瘤、瘰疬、梅核气、乳癖等病，病时多为实证，病后需治疗且康复较缓慢，部分疾病难以治愈。

（六）湿热质

湿热质是湿热内蕴的体质类型，以形体偏胖、面垢油光、易生痤疮、身重困倦、口苦、苔黄腻等湿热表现为基本特征。

1. 形体特征

形体适中或偏瘦。

2. 神色特征

面色垢、有油光，容易生痤疮，汗出黏腻较黄，身重，容易感觉困倦，急躁易怒，自制力差。

3. 饮食起居特征

口苦口干，大便溏但黏滞不畅或燥结，小便短黄，男性易阴囊潮湿，女性易带下量多色偏黄或黄带有异味；适应力一般，但对夏季湿热气候、湿重或气温较高环境较难适应。

4. 舌脉特征

舌质偏红，苔黄、滑腻，脉濡数或滑数。

5. 发病倾向

此类体质人群易患疮疖、黄疸、热淋、痤疮等火热病症。病时多为实证、热证，病后需治疗且康复较缓慢，部分疾病不能治愈。

（七）血瘀质

血瘀质是瘀血内阻、血行不畅的体质类型。瘦人居多，以面色晦暗、易患疼痛、口唇暗淡或紫、眼眶暗黑、发易脱落、肌肤干燥、痛经、闭经等血瘀表现为基本特征。

1. 形体特征

形体可见适中、偏瘦、偏胖。

2. 神色特征

面色与肤色晦暗，色素沉着，或见到皮肤出现丝状红缕，容易出现皮下紫斑，可见口唇、指甲暗淡，或见到局部刺痛，疼痛拒按，痛有定处；精神可见亢奋，亦能见萎靡不振；性格内向，易烦，易怒，健忘。

3. 饮食起居特征

饮食正常，大便尚可或大便色黑如柏油状，小便调；妇女崩血、漏血，月经色暗有瘀块；适应力一般，不耐受寒邪。

4. 舌脉特征

舌色暗紫或有紫色瘀斑，舌下络脉紫暗曲张，脉多细涩或结、代。

5. 发病倾向

血瘀体质人群易患肿瘤、痛证、胸痹、中风、出血等；病时多为实证、虚实夹杂证，病后需治疗且康复较缓慢，部分疾病康复较快。

（八）气郁质

气郁质是机体气机郁滞、运行不畅的体质类型，以形体偏瘦、神情抑郁、忧虑脆弱、烦闷不乐、胸胁胀满、走窜疼痛、善太息、睡眠较差、健忘、痰多等气郁表现为基本特征。

1. 形体特征

形体适中、偏胖，但以形体瘦者为多。

2. 神色特征

面色无特殊，胸胁常烦闷，脘腹易胀闷，常嗳气、肠鸣、矢气等，精神可见亢奋，亦可见抑郁，敏感多疑，易悲伤。

3. 饮食起居特征

常见食量少，失眠，多梦；大便偏干或大便溏稀，小便一般正常；女性可见月经不调；适应能力较差，尤其对精神刺激适应能力较差，不耐受阴雨天气。

4. 舌脉特征

舌淡红，苔薄白，脉弦。

5. 发病倾向

气郁体质人群易患郁证、不寐、惊恐、脏躁、梅核气、百合病等。病时多为实证，病后部分患者可自愈，但大部分需治疗，康复较缓。

（九）特禀质

所谓特禀体质，其实有两层含义，即先天的体质和特殊的体质。特禀质是有一些先天性禀赋或者先天性遗传性疾病的体质，包括过敏体质、先天性畸形或生理性缺陷等。

1. 形体特征

无特殊，或有畸形，或有先天生理性缺陷。

2. 神色特征

面色无特殊，过敏性体质即使未患感冒也经常鼻塞、打喷嚏、流鼻涕，容易出现皮肤过敏、哮喘、鼻炎、荨麻疹等。心理特征因禀赋特异而不同。

3. 饮食起居特征

容易对药物、食物、气味、花粉、季节过敏，皮肤容易起荨麻疹（风团、风疹块、风疙瘩），常因过敏出现紫红色的瘀点、瘀斑，皮肤常一抓就红，并出现抓痕；适应能力差，如过敏性体质对季节的适应能力差，易引发宿疾。

4. 舌脉特征

舌淡红或淡白，苔薄白，脉弱。

5. 发病倾向

特禀体质人群属过敏性体质，易出现药物过敏、花粉症等过敏性疾病，有的特禀质易发生血友病等遗传性疾病及先天性愚型和中医所称的"五迟""五软""解颅"等，有的易发生胎寒、胎热、胎痫、胎肥、胎弱等胎传疾病。

二、体质与养生

体质不同，调养的方法也不同。体质养生根据不同的体质，因人而异，从饮食、生活起居、精神、药物、经络等方面进行调理。中医有"因人制宜"法则，养生和治病都应根据自己的体质状况选用不同的措施。如果我们把身体当作最亲密的人来呵护，在意"她"的表达，了解"她"的变化，知道"她"的主导特征（中医体质），就能轻松地躲开疾病陷阱。中医体质体现"因人制宜"的诊疗法则，强调个性，亦包容了个性，是"以人为本"的体现。

第六节　测生命体征知健康

一、重要的生命体征

生命体征是机体内在活动时的一种主要客观反映，是衡量人体健康的基本指标，也是用来判断病情轻重和危急程度的指征。生命体征包括体温、呼吸、脉搏、血压及瞳孔等。正常人的生命体征相对稳定，有一定的范围。

二、测生命体征与养生

（一）体温

人的正常体温是比较恒定的，但如果受某些因素影响会有变化，且变化有一定规律。

1.体温正常值及常用测量方法

测腋温：此法不易发生交叉感染，是测量体温最常用的方法。擦干腋窝汗液，将体温计的水银端放于腋窝顶部，紧贴皮肤，屈臂过胸夹紧体温计，10分钟后取出读数，正常值为36～37℃。

正常人的体温在24小时内略有波动，一般情况下不超过1℃。生理情况下，早晨体温略低，下午或运动和进食后体温稍高。老年人体温略低，妇女在经期前或妊娠时体温略高。

2.体温异常

主要是体温升高。体温37.3～38℃为低热，38.1～39℃为中等度热，39.1～41℃为高热，41℃以上为超高热。

（二）呼吸

呼吸是呼吸道和肺的活动。人体通过呼吸，吸进氧气，呼出二氧化碳，是重要的生命活动之一，一刻也不能停止。正常人的呼吸节律均匀，深浅适宜。

1.呼吸正常值

平静呼吸时，成人每分钟12～20次，正常人情绪激动、运动、进食、气温增高时，呼吸频率会增快。呼吸次数与脉搏次数的比例为1∶4。如果呼吸频率、深度及节律发生异常改变时，建议及时就医，查明原因。

2.呼吸计数法

一吸一呼为一次呼吸；或用棉絮放在鼻孔处观察吹动的次数，数1分钟的棉絮摆动次数即每分钟呼吸的次数。

3.两种呼吸方式

人的正常呼吸有两种方式，即胸式呼吸和腹式呼吸。

（三）脉搏

见本章第三节，切脉知健康。

（四）血压

血压指肱动脉压，是衡量心血管功能的重要指标之一。

1.血压的产生

推动血液在血管内流动并作用于血管壁的压力称为血压，一般指动脉血压而言。心室收缩时，动脉内最高的压力称为收缩压；心室舒张时，动脉内最低的压力称为舒张压。收缩压与舒张压之差为脉压。

2.血压的正常值

正常成人收缩压为12～18.7kPa（90～140mmHg），舒张压为8～12kPa（60～90mmHg）。

3.血压测量方法

（1）水银血压计：一般选用上臂肱动脉为测量处。受检者取坐位，暴露并伸直肘部，掌心向上，打开血压计，平放，使受检者心脏的位置与被测量的动脉和血压计水银柱的零点在同一水平线。放尽袖带内的气体，将袖带缚于上臂，防止过紧或过松，以能插入一到两个手指为宜，并塞好袖带末端，戴上听诊器，在肘窝内摸到动脉搏动后，将听诊器的头放在该处，并用手按住稍加压力。打开水银槽开关，手握橡皮球，关闭气门后打气，一般使水银柱升到21～24kPa（160～180mmHg）即可。然后微开气门，慢慢放出袖带中的气体，当听到第一个微弱声音时，水银柱上的刻度就是收缩压。继续放气，当声音突然变弱或消失时，水银柱上的刻度为舒张压。如未听清，将袖带内气体放完，使水银柱降至零位，稍停片刻，再重新测量。

（2）电子血压计：根据说明书使用。

血压测量注意事项：长期观察血压者，做到"四定"：定时间、定部位、定体位、定血压计。

4.血压异常

（1）高血压：是指收缩压和舒张压均增高而言。成人的收缩压≥18.7kPa（140mmHg）和舒张压≥12.0 kPa（90mmHg），称高血压。

（2）低血压：是指收缩压≤18.6kPa（90mmHg），舒张压≤8kPa（60mmHg）。

（五）瞳孔

正常瞳孔在一般光线下直径为2～4mm，两侧等大同圆。吗啡、有机磷农药等中毒时，瞳孔缩小；麻黄碱、阿托品等中毒时，瞳孔散大；脑肿瘤等颅内疾病，两瞳孔大小不等。而双侧瞳孔散大、对光反应消失是病危濒死的征象。

（六）生命体征变化与养生

1.生命体征是标志生命活动存在与质量的重要征象，是评估身体功能状态的重要项目之一。生命体征受生理因素影响而波动，如性别、年龄、情绪、活动、体型、药物、体位等。我们应了解正常与异常的生命体征，及早识别自己的健康状态，做到早发现、早治疗。

2.各种生命体征之间有内在的联系，缺一不可，当身体出现异常时，体温、脉搏、呼吸、血压等生命体征均可发生不同程度的变化。因此，观察到生命体征有明显异常时，应及时就医。

第二章　健康状态维护 ▷▷▷▷

据WHO统计，一个人能够健康长寿，其中遗传因素占15%，社会条件占10%，气候、地理条件占7%，医疗条件占8%，自我保健占60%（包括合理膳食、适量运动、戒烟限酒、心理平衡等）。

人体是一个开放的复杂系统，处于自然环境与社会环境之中。自然环境为人体提供基本物质基础，社会环境为人体精神心理活动提供信号刺激。人类能利用从外界摄取的物质和能量，组成自身具有复杂功能的有机体，并且在一定程度上能自动修复缺损和排除故障，以恢复正常的结构和功能。一个人的自组织功能愈强，其保持和产生新功能的能力也就愈强。每一个人都有从健康状态转变为亚健康或疾病状态的可能，亚健康和疾病既可以向相反方向转化为健康，也可以沿着原方向不断发展至出现疾病或疾病加重。其实，这一切都取决于我们对健康的认识、改变不良生活习惯的决心和日常的行为习惯。在维护健康方面，每迈出的一小步都会离疾病更远一点，离健康更近一些。

第一节　五官养护

一、善待眼睛

眼睛是人体中最重要的器官之一，如果保护不好，让眼睛患病、受伤，就会影响视力甚至导致失明，也会影响工作和学习。俗语说"手眼为活"，道理就在这里。因此，我们应该善待眼睛。

保护眼睛的措施，随着年龄的增长有所不同。大学生身体各部分已经基本发育成熟，对各种环境条件的适应能力较强。这时保护眼睛，主要应从免受外伤方面着手，在各种劳动中要遵守安全操作规程，同时要注意眼部疾病的预防、治疗。有沙眼者应当积极治疗，以免进一步加重，造成倒睫；看电脑、电视和书籍的时间不要太长，每隔40～50分钟远眺片刻，每日做眼保健操2～3次。

中医理论认为"肝开窍于目""肝藏血""目受血而能视"，视力正常与否，有赖于肝气的疏泄和肝血的荣养。肝血不足，则两目干涩，目暗不明，视物昏花；肝火上炎，则目赤肿痛。因此，在日常生活中，可选用具有养肝明目功效的中药保护眼睛，如枸杞子、决明子、桑叶、菊花等，可代茶饮。

二、爱护牙齿

"牙好胃口好，吃嘛嘛香""牙疼不是病，疼起来真要命"。由此可见牙齿健康的重要性。保护牙齿，首先要了解牙齿的构造。牙齿是人体中最坚硬的器官。人的一生有两副牙：一副为乳牙，共20个，上、下颌各10个。自7～12岁，乳牙先后脱落换成另一副恒牙，至12岁前后除第3磨牙外，恒牙全部萌出。第3磨牙一般在20岁以后萌出，又称智齿。智齿也可终身不出，故恒牙28~32个均为正常。

牙齿分牙冠、牙颈和牙根3个部分。牙冠即我们能见到的部分，是露于牙龈以外的部分。牙冠表面覆盖一层釉质，是人体中最坚硬的组织，硬度近似石英。牙根是嵌入上、下颌骨牙槽突内的部分。牙根表面包有一层牙骨质。牙颈是介于牙冠和牙根之间的稍细部分，外包牙龈。牙主要由牙质构成，内部的空腔称为牙腔。活体牙腔内充填结缔组织、神经和血管，合称牙髓。血管和神经由牙根尖孔出入。患有龋齿时，当细菌腐蚀釉质和牙质进入牙髓腔，刺激神经，则引起疼痛。

保护好自己的牙齿，要做到以下几点。

1. 要养成良好的刷牙习惯。饭后用温开水漱口，早晚各刷牙1次。刷牙的次数不能太多，否则会损伤牙齿，刷牙的时间也不宜过长。刷牙要注意正确的方法：顺着牙齿，竖着刷，刷完里面再刷外面，不可横向来回用力刷，否则会损伤牙龈。

2. 平时要注意牙齿卫生，保护好牙齿。少吃糖果，尤其是临睡前不要吃糖，预防龋齿。如果牙齿有病，应及时就医。遇有蛀牙、坏牙，应予以修补或拔除。

要做到以上几点并不难，关键在于持之以恒。

在选择牙刷时，应注意牙刷的大小、形状，刷毛软硬适度，才不会令牙龈受损。

三、了解耳朵

耳朵的主要结构可以分为三大部分：外耳、中耳和内耳。外耳包括耳廓和外耳道，我们通常所说的"耳朵"，其实是指耳廓这一部分，有收集声音的作用。中耳由鼓室、鼓窦、乳突和咽鼓管组成。内耳结构复杂，所以又称"迷路"，由前部的耳蜗、中部的前庭和后部的半规管组成。

人的耳朵具有产生听觉和平衡觉的功能。当声音到达外耳后，通过耳廓的集音作用把声音传入外耳道并到达鼓膜。鼓膜是外耳和中耳的分界线，和纸一样薄，但非常强韧。当声波撞击鼓膜时，即引起鼓膜的振动。鼓膜后的中耳腔内，紧接着3块相互连接的听小骨。当声波振动鼓膜时，听小骨也跟着振动起来。3块听小骨实际上形成了一个杠杆系统，把声音放大并传递入内耳，再经过一系列生物电变化，内耳毛细胞将声音信号转变成生物电信号，经过听神经传递到大脑，大脑再将送达的信息加工、整合，就产生了听觉。咽鼓管连接鼻咽部和中耳，可以调节中耳与外界气压的平衡，使中耳与外界环境的气压保持一致。

此外，内耳包含了一个非常重要的器官——半规管。半规管是由3个相互垂直的小环组成，专司头部三维空间的平衡觉。当半规管出现问题时，可能产生眩晕的症状。

听觉是人类社会生活必要的交流渠道。然而，听觉最重要的作用是使我们感知环境而产生安全感和参与感。听觉对健康而言是很重要的，因此，我们应善待耳朵。

耳的日常保健：保持耳部的干净、清洁，经常清洗耳朵；不要经常掏耳朵，防止感染；如果洗澡后耳朵受湿，应用干净的棉签擦干。少用入耳式耳机，音量不要太大，以免影响听力。经常摩擦耳廓、提拉耳垂，可促进耳部的血液循环。

四、保护鼻子

鼻子是呼吸道的起始部分，不仅是空气进入的通道，由于鼻腔组织构造的特殊性，还能净化吸入的空气并调节鼻腔的温度和湿度。鼻孔中的鼻毛，能阻挡空气中的灰尘；鼻腔中黏液腺和上皮纤毛能黏附灰尘和微生物，可起到净化空气的作用。鼻腔黏膜的血管十分丰富，能随着体内外环境的改变而进行收缩和扩张，调节进入鼻腔的空气的温度和湿度。

鼻腔的呼吸功能与人体健康的关系非常密切，因此应多关注鼻的保养，保持鼻腔的清洁，不可随便挖鼻孔、拔鼻毛。

按摩鼻子可疏通经络，增强局部气血流通，能有效预防感冒和鼻病。用两手食指摩擦鼻尖各16次，然后两手食指点压按摩鼻翼两侧的迎香穴32次。

经常用冷水洗鼻，提高鼻部适应冷空气的能力，亦可有效预防感冒及呼吸道其他疾患。

五、珍视咽喉

咽喉既是正常呼吸和进食的必经之路，又是重要的发声器，可见其作用的重要性。因此，保护咽喉十分必要。

平时养成咽喉卫生习惯，饭前饭后进行清水含漱，保持咽喉部的清洁和湿润。忌冷饮，忌辛辣或过咸的食物。用嗓应量力而行，避免用嗓过度。当出现咽喉疲劳时，应当休息，并可饮热茶润喉。另外，轻按人迎穴，每次数十次，可促进气血流通，消除咽喉疲劳。用热水的蒸汽熏蒸咽喉也可达到改善咽部不适的目的。

如今，患有慢性咽炎者越来越多，下面介绍几种清咽润喉茶，可有效改善咽喉干涩、肿痛不适、声音嘶哑等症状：①罗汉果1/4个，胖大海2个，薄荷3g，玉蝴蝶6g，适用于大多数慢性咽炎患者。②玄参3g，麦冬3g，胖大海2个，适用于慢性咽炎伴大便干燥者。③玄参3g，金银花3g，适用于慢性咽炎伴干咳烦热者。④甘草2g，桔梗3g，金银花5g，适用于慢性咽炎急性发作者。

如果咽喉出现不适、刺痒、干燥或烧灼感，自行调理后不能有效缓解，要引起重视，应及时到医院确诊，以免病情加重。

第二节　身体美容与养护

美是每个人的追求，强调和突出自己的自然美部分，减弱或遮盖容貌的缺陷，以实现仪容美观。这也是大学生社交礼仪的重要组成部分。端庄的仪表是自信的源泉。

但是，动辄几百元，甚至上千元的美容护肤品，绝非普通大学生能够消费得起的。下面介绍一些方便价廉、行之有效的美容护肤方法，既能达到美容的目的，又能节省开支，对大学生来说再合适不过。

关于经济实惠的护肤品，就要提到一种被誉为"液体黄金""植物油皇后"的护肤品——橄榄油。橄榄油含有丰富的不饱和脂肪酸及维生素 E，可被皮肤吸收，滋润营养肤质，使皮肤光泽细腻而富有弹性，促进血液循环和肌肤新陈代谢，有助于减肥、减少皱纹、延缓衰老。橄榄油有优良的渗透性，加速治疗皮肤损伤和湿疹，特别适合冬季预防皮肤干裂。

一、面部皮肤养护

面部是人体最能直接表达美态的部位。空气、彩妆及皮肤本身的分泌物，都会在皮肤表面形成覆盖，造成皮肤的损伤。因此，需要每天采取科学的方法进行面部皮肤养护，有助于预防及改善皮肤问题，延缓皮肤衰老，保持皮肤的健康状态，维护整洁的容貌。

1. 滋润嫩肤

在蜂蜜中加入适量橄榄油与珍珠粉进行调和，洁面后均匀地涂在脸上10分钟，最后用清水洗净。

2. 收缩毛孔，去除皱纹

将1个鸡蛋清和适量橄榄油加少量的土豆淀粉混合均匀，敷脸15分钟后洗净。再用两滴橄榄油加少许芦荟胶拌匀后抹于细纹处，可有效收缩毛孔，去除皱纹。

3. 美白亮肤，消除色斑

先用温水洁面后，以干毛巾轻轻拭去水分，将适量牛奶与少量橄榄油、面粉、蜂蜜搅拌均匀后敷在脸上，大约15分钟后便可用清水洗干净。

4. 上妆卸妆

当疲劳或睡眠不足时，在手心滴1滴橄榄油，揉搓后均匀涂抹于面部，皮肤马上就会变得亮泽生动。也可在搽粉底前以橄榄油打底，可营养皮肤，又可防止妆粉脱落。

橄榄油是有机溶液，有非常好的清洁残妆污垢与滋润肌肤的功效。在化妆棉上滴两滴橄榄油卸妆，可以将顽固的彩妆卸得干干净净，使面部不受侵蚀，最后用温水洗脸即可。

二、口唇养护

风大干燥、天气忽然转冷时，感冒或肠胃不好时，工作繁忙饮水减少时，有些人常会口唇干裂，这时除注意饮水外，只要涂橄榄油即可解决问题。用棉签蘸少量橄榄油均匀涂在唇部，有益于保持水分，消除及延缓唇纹的出现，防止口唇脱皮裂开。日常生活中要注意多饮水，保证身体充足的水分。另外，选择有滋润效果的润唇膏，能有效保护唇部皮肤。

三、头发养护

洗发后，于盆中滴入少量橄榄油漂洗头发，油会均匀地附着于头发上。或将橄榄油滴在掌心直接细细地擦入头发，然后轻轻按摩，使头发充分吸收养分，然后用毛巾包裹，待1个小时后再用中性洗发液洗头，可以防止脱发、出油及头皮屑，还可防止头发干燥及分叉，如果能坚持每周1次，则效果更好。

四、手部养护

1. 护手

讲究卫生需注意洗手，但要注意每次洗后涂护手霜。若睡前洗净双手后，用护手霜按摩手部10～20分钟，可保持皮肤细腻。如果手部皮肤出现皲裂，睡前洗净双手后，涂抹少量橄榄油按摩，再戴上薄棉手套，于第2天早晨再用温水洗手，皮肤会很快得到改善。

另外，每日早晚各右拳击左掌心36次、左拳击右掌心36次，除能滋养手部皮肤外，还具有消除疲劳及提神的作用。

2. 护甲

每晚睡前洗净手后，将橄榄油均匀涂抹在各个指甲上，能对指甲起到很好的保护作用，还能防止倒刺的出现。

处理倒刺的方法：睡觉前，洗净双手后顺皮肤方向拔掉倒刺，然后擦医用酒精，1小时后再涂上润手霜即可。

五、脚部养护

经常保持脚的清洁干燥，袜子勤洗勤换，每天坚持用温热水洗脚，并按摩和刺激双脚穴位。每天坚持步行半小时以上，活动双脚。坚持搓揉脚心，以促进血液循环。此外，选一双舒适、暖和轻便、吸湿性能好的鞋子也非常重要。

洗脚后，在脚部均匀涂抹护脚霜，套上塑料袋，在热水中浸泡5～10分钟，有利于皮肤毛孔张开，促进脚部血液循环，使营养成分更好地吸收，达到美脚的效果。

六、全身皮肤养护

沐浴后，根据皮肤性质选用恰当的护肤霜，进行全身皮肤涂抹按摩，这样可以达到舒缓筋骨、消除疲劳的目的，长期坚持能使皮肤滋润而有弹性。

第三章　起居与季节养生 ▷▷▷▷

《黄帝内经》言人若要"尽终其天年，度百岁乃去"，其中有一项要做的是"起居有常"，可见良好的起居习惯对养生的重要性。

一年四季，每个季节都有不同的特点，人的日常生活应与四季特点相适应，才能健康，这也是对中医"天人相应"的一种诠释。

第一节　起居养生

一、睡眠

人的一生有1/3的时间是在睡眠中度过的。医学研究表明，人体的每次睡眠由5个阶段组成，唯有达到深度睡眠，大脑皮层细胞才能处于充分的休息状态。在深度睡眠中，人体细胞可以自我修复，尤其在夜间10点到凌晨3点间的睡眠称为"美容觉"，可以排除体内毒素，恢复人体功能。因此，作息应有规律，保持充足的睡眠时间。对于睡眠时间的长短没有统一的说法，因人而异，主要以第2天醒后精神饱满为准。一般成年人的睡眠时间应在6～9个小时，可以使人维持较稳定的生物节律，对身心都有益。

睡眠的床铺如果邻近窗口或正对窗口，睡觉前最好关窗。夏季也不能正对着风扇、空调睡觉，很多人生病都与此有关。因为人在睡眠时，气血流通缓慢，体温下降，抵抗力下降，受凉后易出现浑身乏力、颈部及后背僵硬、四肢酸痛的症状，甚至有人会突发面瘫，这都是风寒等邪气侵入经络所致。

睡眠养生应注意以下几点。

1. 尊重生物钟。建立有规律的生活方式，保持正常的睡–醒节律，不容易产生失眠现象。

2. 创造有利于入睡的条件反射机制，如睡前半小时洗热水澡、泡脚、喝杯牛奶等，只要长期坚持，就会建立"入睡条件反射"。

3. 适度的锻炼有助于睡眠。每天用20～30分钟的时间适度地锻炼3次，做广播体操、慢跑、打太极拳等有氧运动均可。对许多人来说，适度的锻炼可以解决大多数睡眠问题。注意尽量不要在睡前两个小时内做运动。

4. 营造适宜睡眠的环境氛围。养成良好的睡眠卫生习惯，如保持卧室清洁、安静，远离噪声，避开光线刺激等。研究表明，薰衣草、茉莉花和青苹果的气味有助于缓解焦虑并能激发睡意。

5. 舒适的床和枕头。一张舒适的床会提供一个良好的睡眠空间，此外应注意枕头的高度及软硬度。

6. 限制白天的睡眠时间。白天可适当午睡，应避免午睡过久，否则会降低晚上的睡意，减少睡眠时间。

7. "胃不和则卧不安"，睡前忌饱食，忌饥饿上床。此外，建议睡前不要喝茶和饮酒。

8. 忌依赖安眠药助睡。在服用安眠药之前一定要咨询医生，建议如果身体因病痛服用安眠药助眠时，持续时间不要超过1周。

二、二便

"吃喝拉撒睡"是人类生存的基本需求，大小便的正常排泄是身体健康的标志。二便养生注意以下几点。

1. 养成每日定时排便的习惯。

2. 合理膳食，及时补充水分，增加水果及蔬菜等富含膳食纤维的食物的摄入，以免造成便秘。竹叶、西瓜皮煎水代茶饮，可通利小便，减少尿路感染及结石的形成。

3. 适度运动，以促进胃肠的运动，促进排便。另外，多做提肛运动，可锻炼支配膀胱及大肠的肌肉，既有助于二便的排泄，又能防止肛肠疾病。

4. 忌夜间憋尿。

三、服饰

古人早就知道服饰与养生的密切关系。《论衡》说："衣以温肤，食以充腹。肤温腹饱，精神明盛。"衣着不仅遮盖形体，御寒保暖，也是社会文明的象征。自古以来，人们将衣着列为衣食住行、生活起居之首，可见其重要性。服饰养生与每个人息息相关，运用得当，能起到防止疾病、强身健体的作用；若不加注意，会引发疾病，影响健康。如依寒暖适时调整衣着，可以避免感冒或其他呼吸道疾病；衣着大小适中合体，可保持机体正常的生理功能而避免畸形。适当增减衣着，还有利于增强机体的抵抗力，起到防病保健作用。古人认为穿衣不宜过暖，否则耐寒力减退，容易生病，故有"身带三分寒"的民谚。《黄帝内经》中有关服饰养生的论述包含根据四季穿衣、不同疾病状态穿衣及淡泊的着装观念等几个方面。

服饰养生应注意以下几点。

1. 选料须恰当。服饰的面料质地、色彩、款式和穿着方式等要顺应四时阴阳生长收藏的特性，防寒防暑，四时皆需谨防风邪等。尽量穿纯棉、真丝类衣物，佩戴天然材料的饰品。在色泽的选择方面，冬天应选择深色的衣料以提高吸热性，利于保暖；夏天宜穿浅色服装，有助于散热。内衣的选择应特别注意材质，宜选择柔软、吸湿性好的棉织品，色泽宜淡。不应选用化纤制品，以免导致皮肤过敏。过敏体质者宜穿着天然织物，尤其是内衣。

2. 衣着合体。无论戴帽、穿鞋和衣着，都要适合自身的体型。衣着过于宽松易中风寒；衣着过紧则阻碍气血流畅，甚至引起血管压迫、发育不良、胃肠功能减弱、阴部炎症、不孕等。总之，衣着以轻、软、穿脱方便为宜。

3. 时令不可违。俗话说："冬穿棉，夏穿单。"概括说明了衣着要适应季节的变化。一年之内，春防风又防寒；夏防暑热，又防因暑热取凉而致感寒；长夏防湿；秋防燥；冬防寒又防风。夏季虽热盛，但穿衣仍须护其胸背；冬天还要注意关节局部的保暖，必要时可佩戴护膝、护腰等。四季更迭之际，服饰应采用递增或递减的方法。

4. 鞋帽宜讲究。"头为诸阳之会"，中医学认为全身阳气汇聚于头部，在寒冷季节戴帽子可以避免阳气的耗散。戴帽子应大小适宜、轻重合度，不影响头部的透气、排汗。要注意保持足部温暖，以免受寒。"寒从脚起"，足部受凉，易感受风寒之疾。

5. 大汗时忌马上脱衣，因为此时人体腠理疏松，易感邪致病，在季节交替时尤应注意。但汗止后宜及时换衣，因汗后肌表空虚，汗湿浸渍过久，会耗伤人体阳气，发生病变。

6. 服饰衣着要兼顾不同疾病状态，如肝病者衣宜挡风，脾病者不可穿湿衣，肺病者不可衣之过寒。另外，衣着应符合劳动保护、作业安全、体育运动等方面的要求。

总之，衣服不在华丽与否，重要的是干净整洁，与自己的身份地位和家庭经济状况相符。服饰养生亦要注重修身养性，淡泊物欲，过度追求美饰，只会徒增烦恼，更易犯养生之忌。

第二节　季节养生

一、春季养生

春季阳气初升，万物复苏，升发向上，顺畅条达。春宜升补，即顺应阳气升发之性，食物宜选清轻升发、宣透阳气之品，但应注意升而不散，温而不热。不吃太多的辛热升散之品，宜多食蔬菜，如菠菜、韭菜、芹菜、春笋、荠菜等轻灵宣透、清温平淡的蔬菜。

春季是人体阳气生发的季节，在这个季节，人的服饰要有利于阳气的生发，这就要求服饰的款式宽松，对皮肤和经络没有压迫，有利于气机的运行。春季服饰不宜太薄，要使体表处于温暖、微欲其汗的感觉，使腠理呈微开的状态，有利于阳气的外行。

二、夏季养生

夏季阳气隆盛，气候炎热，其性如火，万物繁茂。夏宜清补，应选用清热解暑、清淡芳香的食物，宜多食新鲜水果，如西瓜、番茄、菠萝等。其他清凉生津的食品，如金银花、菊花、芦根、绿豆、冬瓜、苦瓜、黄瓜、生菜、豆芽等，均可酌情食用，以清热祛暑。不可食用味厚发热的食物。

夏季是天地气交的季节，人的阳气布于体表，夏季的服饰要款式宽松，面料柔软，无碍阳气在体表的运行。夏季不宜裸露胸背处，以防虚邪贼风侵袭体表阳气，伤一身之阳。

三、秋季养生

秋季阳气收敛，阴气滋长，阴阳处于相对平衡的状态。秋宜平补，进食宜选用寒温偏性不明显的平性药食，不宜吃大寒大热之品，即所谓平补之法。同时，因秋风劲急，气候干燥，宜食用濡润滋阴类食物以保护阴津，如沙参、麦冬、胡麻仁、阿胶、甘草、鱼虾、家畜、家禽等。

秋季是收敛的季节，服饰不宜太厚，使体表处于稍稍有些凉的状态，则腠理闭合，以利于阳气内收。秋天由热转寒，应逐渐适应寒冷，不应骤然增加过多衣服，所谓"春捂秋冻"就是这个意思。

四、冬季养生

冬季天寒地冻，阳气深藏，阴气大盛，万物生机潜藏，精气涵养。冬宜温补，选用温热助阳之品，以扶阳散寒，如姜、桂、胡椒、羊肉、牛肉、狗肉、枣、鳝鱼、鳖等是温补的常用食品。

冬季寒冷干燥的空气，首先损害肺，所以一直有"肺不喜燥寒"的说法。当肺气受损，肺的宣发功能障碍，自然会损伤人体的"皮毛"，出现皮肤干燥、鼻黏膜出血、口唇开裂、口干舌燥等。多吃些润肺食物，如萝卜、熟莲藕、梨、苹果、金橘等，能有效防止皮肤干燥。

冬季是闭藏的季节，要无扰乎阳，祛寒就温，故服饰要温暖厚实，包裹阳气。但冬季宜无泄皮肤，否则使气亟夺。所以，冬季服饰宜温暖但不宜过热，更不宜常使身体出汗。

第四章 饮食养生 ▷▷▷▷

　　民以食为天，食物是生命延续的保证，是健康的基础。但"病从口入"，饮食不当也是导致疾病发生的一个根源。如今，越来越多的人开始关注饮食养生的重要性。

第一节　营养与营养素

　　膳食营养平衡是健康长寿的关键。中医自古就以"五味、五谷、五药养其病"作为疗疾原则。希波克拉底亦认为："我们应该以食物为药，饮食就是你首选的医疗方式。"这同中医"寓医于食"的观点不谋而合。食物是载体，对身体有益的是食物所含的营养素。

一、营养

　　从字义上讲，"营"的含义是"谋求"，"养"的含义是"养生"，"营养"就是"谋求养生"。养生是中国传统医学使用的术语，即指保养、调养、颐养生命。现代"营养"概念：营养是机体摄取食物，经过消化、吸收、代谢和排泄，利用食物中的营养素和其他对身体有益的成分构建组织器官，调节各种生理功能，维持正常生长、发育和防病保健的过程。

二、营养素

　　凡是能维持人体健康，以及提供生长、发育和劳动所需要的各种物质称为营养素。现代医学研究表明，人体所需的营养素不下百种，其中一些可由自身合成、制造，必须由外界摄取的有40余种，可概括七大营养素：蛋白质、脂类、碳水化合物、矿物质、维生素、水和膳食纤维。健康的基础是营养，不论男女老幼，皆为生而食，为了延续生命，必须摄取有益于身体健康的食物。

三、营养素的来源

　　现代科学研究发现，同类蔬菜由于颜色不同，营养价值也不同。紫茄子含有丰富的维生素P，能增加微血管壁的抗压能力，改善血管功能，对高血压、皮肤紫癜和易发生出血倾向者有裨益。

　　黄色胡萝卜比红色胡萝卜的营养价值高，其中除了含大量胡萝卜素外，还含有强烈抑癌作用的黄酮苷，有预防癌症的作用。

科学家还发现，同一株菜的不同部位，由于颜色不同，其营养价值也不同。大葱的葱绿部分比葱白部分营养价值要高得多。每百克葱白维生素 B_1 及维生素 C 的含量也不及葱绿部分的一半。颜色较绿的芹菜叶比颜色较浅的芹菜叶和茎所含的胡萝卜素多 6 倍，维生素 D 多 4 倍。由于每种蔬菜所含营养素的种类和数量各异，而人体的营养需要又是多方面的，所以在选用蔬菜时，除了要注意蔬菜的颜色深浅外，还应考虑多种蔬菜搭配及蔬菜和肉食混吃。

其实，早在《黄帝内经》就明确指出："五谷为养，五果为助，五畜为益，五菜为充，气味合而服之，以补精益气。"五谷杂粮、鸡鸭肉鱼、水果蔬菜粗细兼备、荤素搭配、膳食营养平衡是健康长寿的关键。

第二节　标准体重指标

体重是反映和衡量一个人健康状况的重要标志之一。过胖和过瘦都不利于健康，也不会给人以健美感。不同体型的大量统计材料表明，反映正常体重较理想和简单的指标，可用身高与体重的关系来表示。下面介绍两种简单实用的计算方法。

一、计算方法一

体重指数（BMI）＝体重（kg）/身高（m）的平方

正常体重：BMI 为 18.5～25。

超重：BMI 为 25～30。

轻度肥胖：BMI 高于 30。

中度肥胖：BMI 高于 35。

重度肥胖：BMI 高于 40。

过轻：BMI 低于 18.5。

二、计算方法二

标准体重（kg）＝身高（cm）－105

标准体重：一般在标准体重±10% 的范围。

超重：实测体重超过标准体重的 10%，但低于 20% 者。

轻度肥胖：实测体重超过标准体重的 20%，但低于 30% 者。

中度肥胖：体重超过标准体重的 30%，但低于 50% 者。

重度肥胖：超过标准体重的 50% 以上者。

偏瘦：低于标准体重的 10%，但高于 20% 者。

消瘦：低于标准体重 20% 以上者。

注意：上述计算方法只适用于成年人，对儿童、老年人或者身高过于矮小者并不适用。

第三节　合理膳食

合理膳食是指一日三餐所提供的营养必须满足人体的生长、发育和各种生理、体力活动的需要。

膳食养生即利用食物影响机体各方面功能，使其获得健康或愈疾防病。中医很早就认识到食物不仅能营养机体，而且还能疗疾祛病。而中医则更重视食物在"养"和"治"方面的特性，并善加利用，事半功倍。合理膳食应做到如下几点。

一、饮食要定时

定时进食是维持身体健康的重要条件。有规律的进食能使人体建立条件反射，可以保证消化、吸收功能有节律地进行。如果随意进食，不分时间，就会使肠胃长时间工作，得不到休息，打乱胃肠消化的正常规律，使消化功能减弱，从而导致食欲减退，影响健康。我国传统的进食方法是一日三餐，若能按时进食，养成良好的定时饮食习惯，则消化功能健旺，对于身体健康大有益处。

二、饮食要定量

人体每天均需摄入一定量的食物，以维持生命活动的需要。如果摄入量不足，人体得不到足够的营养，就会消瘦，体质变弱，甚至引发各种疾病。反之，如果摄入量超过了一定的限度，不但损伤脾胃功能，还可引发肥胖等疾病。因此，饮食要定量，根据自己平时的饮食量来决定每餐吃多少。一般而言，每餐以七八分饱为宜。

三、饮食要荤素搭配

在每天的饮食中，应该有主食、副食，有荤菜、素菜，粗细兼备，荤素搭配，不挑食，不偏食。荤素搭配是营养素种类齐全的理想的膳食模式。

荤素搭配烹饪三餐时的品质各有侧重，早餐注重营养、午餐强调全面、晚餐要求清淡。

1. 营养早餐

早餐食谱中可选择的食品：谷物馒头、面包、牛奶、酸奶、豆浆、煮鸡蛋、瘦火腿肉、牛肉、鸡肉、鸭肉、鱼肉、鲜榨蔬菜或水果汁，保证蛋白质及维生素的摄入。

2. 丰盛午餐

午餐要求食物品种齐全，能够提供各种营养素，缓解工作压力，调整精神状态。可以多用一点时间为自己搭配一份合理饮食。米薯类富含碳水化合物、膳食纤维、水溶性维生素、矿物质等营养素；蔬菜、水果类含有丰富的多种维生素、膳食纤维及矿物质等营养素。

3. 清淡晚餐

晚餐宜清淡，注意选择脂肪少、易消化的食物，且注意不应吃得过饱。晚餐营养过剩，消耗不掉的脂肪就会在体内堆积，造成肥胖，影响健康。晚餐最好选择面条、米粥、鲜玉米、豆类、素包子。

四、饮食宜细嚼慢咽

进食时应从容缓和、细嚼慢咽，这对消化有很大帮助。因为在细嚼慢咽过程中，口中唾液大量分泌，能够帮助消化。同时，细嚼使食物充分磨碎，减轻胃的负担；慢咽能避免急食暴食，通过食欲中枢的调节，避免食入过多。

五、饮食宜专心愉悦

进食时要专心致志，注意力集中，不可一边吃饭一边思考其他事情，或边看书报边吃饭等。否则，心不在"食"，既影响食欲，又不利于消化吸收，久之还会引起胃病。

乐观愉快的心情可使人食欲大增，并促进胃液分泌，增强脾胃的消化吸收功能。相反，如果在忧愁、悲哀、愤怒等情绪中勉强进食，会妨碍脾胃纳运功能，出现食欲不振或脘腹胀满、疼痛等症状。

六、饮食宜干稀平衡

所谓干，指米饭、馒头、花卷等；所谓稀，指粥、汤、奶、豆浆等。干稀平衡主要体现在"稀"的作用上。因为只吃干饭容易引起便秘。干稀搭配时，则粥、汤、奶、豆浆等对食物的消化有特殊作用。首先，能够湿润口腔和食管，使进食顺畅。其次，粥作为半流质食物，能够刺激口腔分泌唾液和刺激胃分泌胃液。每餐有干有稀，不但吃起来口感舒适，还有利于食物的消化吸收。但如果长期食物过稀，则容易导致营养不良，应引起注意。

七、饮食应顺应季节变化

1. 春季

春宜升补，即顺应阳气升发之性，食物宜选清轻升发、宣透阳气之品。但应注意升而不散、温而不热，不吃太多的辛热升散之品，如葱、辣椒等。同时，还要适当补充B族维生素，多吃一些新鲜蔬菜。

2. 夏季

夏宜清补，应侧重健脾、消暑、化湿、清淡芳香的食物，不可食用味厚发热的食物。宜多食新鲜水果或清凉生津食物，以清热祛暑。菜肴要做得清淡爽口、色泽鲜艳。由于气温高，夏季不可多食冷饮，要注意饮食卫生，变质腐败的食物不可进食，避免引发胃肠疾病。

3. 秋季

秋季宜少食辣椒、大葱、酒等燥烈食物，而应多吃一些湿润并具有温热性质的食物，如芝麻、糯米、萝卜、番茄、豆腐、菱角、银耳、鸭肉、梨、柿、青果等。多饮开水、蜂蜜水、淡茶、菜汤、豆浆等，多吃水果，以润肺生津、养阴清燥。

4. 冬季

冬季宜多吃一些热量较高的食物，而烹调多半采用烧、焖、炖等方法。但冬季必须注意饮食平衡，尤其要注意多食蔬菜，同时还要适当吃一些"热性水果"，如橘子、柑、荔枝、山楂等。

第四节　药　膳

一、何为药膳

药膳发源于我国传统的饮食和中医食疗文化，是中国传统的医学知识与烹调经验相结合的产物。简言之，药膳即在中医学、烹饪学和营养学理论指导下，药材与食材相配伍，采用我国独特的饮食烹调技术和现代科学方法，制作而成的具有一定色、香、味、形的美味食品。它"寓医于食"，既将药物作为食物，又将食物赋以药用，药借食力，食助药威，二者相辅相成，相得益彰，既具有较高的营养价值，又可防病治病、保健强身、延年益寿。

二、如何选择药膳

恰当的药膳是防病健身的核心措施之一，但盲目进补则有害无益。选择药膳简易的办法是首先判断自己的体质状态，根据体质状态选择适合的饮食。

（一）平和质

一般情况下，体质平和者进行养生保健宜饮食调理而不宜药补，因为平和质者阴阳平衡，不需要药物纠正阴阳之偏正盛衰，如果用药物补益，反而容易破坏阴阳平衡。但平和质者的饮食调理也应注意以下几个方面。

第一，力求五味调和，不可偏食。饮食应清淡，不宜有偏嗜。因五味各有所归之脏，长期偏嗜五味中的某一味或某几味，则会使脏腑功能失调，破坏身体的平衡状态。如过酸伤脾，过咸伤心，过甜伤肾，过辛伤肝，过苦伤肺。

第二，不宜吃过寒过热的食物。食性与药性的寒热温凉一样，是依据对机体所施加的影响确定的。平和质者饮食要寒温适中，不宜过于偏食寒性或热性的食物，以免日久影响机体的阴阳平衡，引起体质的变化。日常生活中，应尽量选择平性或稍具温、凉之性的食物，也可以利用相反的食性共同烹饪以调节食物的寒温之性，如水产类食物多具寒凉之性，烹调时多放一些葱、姜等调味品，或加料酒，以减轻水产类食物的寒性。

第三，脾胃为后天之本、气血生化之源，平和质者饮食以养胃调脾为佳。日常饮食主要包括粮食类、肉蛋类、奶制品、豆制品、蔬菜水果类。注意荤菜与素菜搭配，避免同一类食物的重复搭配。

第四，饮食有节对保持体质的平衡至关重要。所谓饮食有节，即进食要定量、定时。定量是指进食宜饥饱适中，定时是指进食宜有较为固定的时间。定量、定时是保护消化功能的调养方法，也是饮食养生的一个重要原则。

第五，在维持自身阴阳平衡的同时，平和质者还应注意自然界的四时阴阳变化，顺应环境变化，以保持自身与自然界的整体阴阳平衡。平和质者还可酌量选食具有缓补阴阳作用的食物，以增强体质。

（二）气虚质

脾为后天之本，脾含五脏之气，脾气虚则诸脏之气无源，亦应之而虚，故治疗五脏气虚当紧抓脾气虚这一中心环节，则气虚质者药膳选择有法可循。

1. 忌食食物

凡气虚之人，忌吃破气耗气之物，忌吃生冷性凉的食物，忌吃油腻厚味、辛辣食物。

（1）山楂：俗称山里红、棠株。山楂虽有开胃消食的作用，但同时又有耗气破气之害。正气不足、气虚下陷者，切忌多食。

（2）荸荠：俗称马蹄，又称地栗，其性甘、味寒，自古有地下雪梨之美誉，既能清肺热，又有生津润肺、化痰利肠、通淋利尿、消痈解毒、凉血化湿、消食除胀的功效。荸荠味虽美但性过寒，多食易伤脾胃阳气。

（3）大蒜：味道辛辣，刺激性大，多吃可动火耗血。

（4）槟榔：虽有消食之功，但有破气耗气之弊，故气虚者应忌食。

（5）萝卜缨：即萝卜叶，性平，味辛，有行气破气的之功，对气虚体弱、气短乏力者，不宜多吃、常吃。

（6）芫荽：又称香菜，根据古代医家经验，气虚之人不宜多吃久吃。

（7）芜菁：俗称大头菜，有开胃、消食、下气的作用。芜菁虽有似萝卜之功效，但也有类似萝卜行气耗气之弊，故气虚之人不宜多吃、久吃。

（8）胡椒：性大热，味辛辣，多吃、久吃有动火耗气之害，无论是脾气虚者还是肺气虚者，皆不宜食。

（9）苏叶：性温，味辛，为民间常用调味佐料，并解虾蟹之毒。但苏叶有耗气之弊，气虚之人不宜多食、常食苏叶。

（10）薄荷：性凉，味甘辛，有疏散风热之用，亦有耗伤正气之害，凡气虚体弱之人，切勿食用。

（11）荷叶：性平，味甘涩，可清热消暑，但多服久服，有耗气之弊。因此，凡气虚体弱之人，应忌食之。

此外，气虚体质者不宜多食荞麦、西瓜、香瓜、梨、柚子、葡萄柚、椰子、橘子、芥菜、薤白、杨桃、柿子、苦瓜、空心菜、豆芽、紫菜、海带、豆豉、莙荙、蛤蜊、蚌类等，尤其不宜多饮清热泻火的凉茶。少吃甜，少吃咸，饮食宜清淡，应注意保养脾胃，不可过饱过饥。

2. 宜食食物

气虚体质者宜食性平偏温、具有补益作用的食物，补益要缓缓而补，不可峻补、蛮补、呆补。

（1）果品类：大枣、葡萄干、苹果、龙眼肉、橙子、草果等。

（2）蔬菜类：扁豆、红薯、山药、白果、芡实、南瓜、胡萝卜、土豆、莲藕、香菇等。

（3）肉蛋类：乌鸡、猪肚、牛肉、羊肉、鹌鹑、鹌鹑蛋等。

（4）水产类：泥鳅、鳝鱼、鲫鱼、鲤鱼等。

（5）调味类：麦芽糖、蜂蜜等。

（6）谷物类及豆类：糯米、小米、黄豆制品、粳米、玉米、花生等。

（三）阳虚质

1. 忌食食物

不宜多食生冷、苦寒、凉、黏腻的食物，如梨、李子、西瓜、荸荠、香蕉、枇杷、甘蔗、柿子、冬瓜、黄瓜、苦瓜、芹菜、茄子、蚕豆、绿豆、百合、甲鱼、鸭肉、田螺、蟹肉、绿茶、冷冻饮料等。尤其不宜多饮清热泻火的凉茶。

2. 宜食食物

宜食温补性食物和益肾食物，如荔枝、龙眼、樱桃、杏、核桃仁、栗子、韭菜、芥菜、香菜、胡萝卜、洋葱、香菇、黄豆芽、黑豆、山药、牛肉、羊肉、狗肉、鹿肉、鸡肉、鹌鹑肉、黄鳝、草鱼、海虾、饴糖、红糖、生姜、辣椒、胡椒、糯米等。进补之品适合蒸、焖、煮、炖等烹调方法。宜低盐饮食。

（四）阴虚质

阴虚质者的养生关键在于补阴清热，滋养肝肾。五脏之中，肝藏血，肾藏精，因此，阴虚质人群应以滋养肝肾二脏为重点。

1. 忌食食物

尽量少吃羊肉、牛肉、狗肉、虾、韭菜、辣椒、葱、蒜、瓜子等，这些食物性质温燥，容易伤阴。

2. 宜食食物

（1）饮食宜滋补、清淡，多吃热量稍低、高蛋白、低脂肪、低糖、多维生素的食物。

（2）可适度摄取寒凉或平性食物，以减少燥热之症，如小米、大麦、黄豆、绿豆、芹菜、豆腐、绿豆芽、金针菜、菠菜、茄子、竹笋、甜菜、枸杞子、蘑菇、紫菜、海带、西瓜、冬瓜、丝瓜、黄瓜、甜瓜、苦瓜、菜瓜、枇杷、芒果、梨、罗汉果、柿子、柿饼、香蕉、菠萝、椰子、荸荠、藕、生菱、甲鱼、海蜇、田螺、螺蛳、蟹、蛇肉、黑芝麻、蚌肉、蛤蜊肉、鸭肉、蜂蜜、燕窝、牡蛎肉、干贝、百合、银耳、黑木耳、番茄、葡萄、荸荠、苹果、桑椹、甘蔗等。食补以甲鱼、银耳、鸭肉、蜂蜜、百合为佳。

（五）痰湿质

痰湿质者宜健脾利湿，化瘀祛痰。

1. 忌食食物

少吃甜、黏、油腻的食物，戒酒，忌暴饮暴食和进食速度过快，勿过饱，限制食盐的摄入。

还应少食或忌食甲鱼、田螺、螺蛳、鸭肉、蚌肉、牡蛎、梨、山楂、甜菜、李子、石榴、柿子、柚子、枇杷、枸杞子、海鲜、甜饮料、砂糖、饴糖等。

2. 宜食食物

痰湿质者的饮食应以清淡为主。蔬菜、水果，尤其是一些具有健脾利湿、化痰祛瘀的食物宜多吃。可选择白萝卜、荸荠、紫菜、海蜇、洋葱、白果、大枣、扁豆、薏苡仁、赤小豆、蚕豆、海带、冬瓜、芥菜、韭菜、大头菜、香椿、辣椒、大蒜、葱、生姜、木瓜、山药、冬瓜仁、牛肉、羊肉、狗肉、鸡肉、鲤鱼、鲢鱼、鳟鱼、带鱼、泥鳅、黄鳝、杏子、荔枝、柠檬、樱桃、杨梅、槟榔、佛手、栗子、粳米、小米、玉米、芡实、豇豆、香菇、鹌鹑等。

（六）湿热质

湿热质者宜清热利湿、健脾化湿、疏肝利胆。关键是要分清湿重还是热重。湿重者以化湿为主，热重者以清热除湿为主。

1. 忌食食物

湿热质者要少食性热、生湿、肥甘厚腻的食物，如辣椒、菠萝、橘子、芒果、柿子、石榴、猪肉、羊肉、狗肉、鹅肉、鹿肉、牛肉、燕窝、银耳、甲鱼、海参、鳝鱼、韭菜、生姜、香菜、饴糖、胡椒、花椒、蜂蜜、核桃、大葱、大蒜、韭菜、鱼类、海虾、荔枝、龙眼、榴莲、番石榴、桃、椰子、桂圆、栗子、核桃仁等，以及火锅、烹炸食物、烧烤等。

另外，不可暴饮暴食，尤其不可多饮高糖饮料，戒除烟酒。

2. 宜食食物

湿热质者的饮食应以清淡为主，宜食能祛湿的甘寒、甘平食物。

（1）谷物类：大麦、蚕豆、小米、绿豆、赤小豆、扁豆、玉米、荞麦、莲子、茯苓、薏苡仁。

（2）蔬菜类：丝瓜、冬瓜、黄瓜、苦瓜、葫芦、白菜、卷心菜、芹菜、莴苣、茭白、竹笋、绿豆芽、生菜、番茄、茄子、油菜、竹笋、苋菜、空心菜、藕、海带、紫菜、金针菜、荸荠、木耳、荠菜、豆角、萝卜。

（3）肉类及水产类：鸭肉、鲫鱼、泥鳅、鲤鱼、螃蟹、田螺。

（4）水果类：梨、香蕉、苹果、圣女果、柚子、橘子、柿子、柠檬、马蹄、山竹、奇异果、西瓜、香瓜、无花果、猕猴桃、杨桃。

另外，还可以喝些乌梅汤、金银花茶、菊花茶、绿茶，也可以吃些龟苓膏等。

（七）血瘀质

血瘀质者宜活血化瘀。血瘀兼气虚体质者还应补益元气。气滞血瘀体质者应注意疏肝理气、调气化瘀。

1. 忌食食物

（1）避免食用生冷、寒凉之品。

（2）忌食酸涩的食物，如乌梅、苦瓜、柿子、李子、石榴等，以免涩血成瘀。

（3）不吃油炸食品及高脂肪、高胆固醇、高糖的食物，如蛋黄、虾、猪头肉、奶酪等，以免血液黏度增高，加重血瘀的程度。

（4）忌吃甘薯、芋头、蚕豆等容易胀气的食物，以及各种酱菜、腌制品等过咸的食物。

2. 宜食食物

（1）谷物类及豆类：粳米、玉米、黑米、黄豆、黑豆、糙米、荞麦、芝麻。

（2）蔬菜类：卷心菜、油菜、韭菜、花椰菜、菠菜、大蒜、茄子、芦笋、甜椒、番茄、豆芽、萝卜、胡萝卜、牛蒡、白薯、马铃薯、洋葱、黄瓜、番木瓜。

（3）水果类：桃、苹果、橘子、山楂、柚子、杏、提子、橄榄、菠萝、金橘、樱桃、肉桂、芒果、橙子。

（4）干果类：红枣、银杏、花生、核桃、桃仁。

（5）菌藻类：裙带菜、香菇、黑木耳、海带、平菇、紫菜。

（6）花及茶类：红花、玫瑰花、桃花、绿茶。

（7）肉蛋类：牛肉、瘦猪肉、鸡蛋、狗肉、羊肉。

（8）水产类：章鱼、海蜇、鳕鱼、螃蟹、海参、贝类、蚶肉。

（9）调味品类：血瘀质者应多吃甘平或甘温及有活血通脉作用的食物，烹调时也可加辛温之品调味，如生姜、花椒、小茴香、醋、橄榄油、白酒、红酒、黄酒、茴香、蜂蜜、红糖、紫苏等。

3. 饮品宜忌

血瘀质者可以少量、经常地饮酒，能够促进血液循环。可以一次饮用大约150mL的红酒或者黄酒。但是，过量酗酒对身体有害。

补充充足的水分有利于血液循环。一个标准体重的人，每天应该补充大约2000mL的饮用水。多摄入水分的同时，又能较多地排出水分，这样不仅能够使血流顺畅，更能及时将体内的垃圾排出。早晨起床后、晚上洗澡前各喝1杯水，更利于血瘀质者的健康。

（八）气郁质

气郁质者宜疏肝理气、补益肝血、行气解郁、开胸散结。其关键在于疏肝、养肝、理气。

一定要吃早餐。一天之计在于晨，早晨肝胆功能旺盛，胆囊中储满了胆汁，蓄势待发，为早餐做好了消化准备。可是有些人喜欢睡懒觉，经常不吃早餐，胃里是空的，就会影响胆汁的排泄，进而严重影响肝胆疏泄条达，促发或加重气郁体质。

1. 忌食食物

忌生痰化风之品，如肥肉、鸡蛋、鳝鱼、鹅肉等。同时睡前避免饮茶、咖啡等提神醒脑的饮料。忌性寒、味苦酸的食物。

2. 宜食食物

（1）谷物类：小麦、大麦、荞麦、高粱。

（2）肉类：牛肉、驴肉、瘦猪肉等。

（3）蔬菜类：萝卜、洋葱、苦瓜、丝瓜、海带、海藻、白萝卜、莴苣、刀豆、蘑菇、豆豉、韭菜、茴香菜。

（4）水果类：橙子、橘子、金橘、山楂、菊花、玫瑰花。

（5）调味品类：葱、蒜、香橼、佛手。

（九）特禀质

特禀质者本身气血不足，肌表不固，抵抗力差，所以平时在饮食上要多加调理。肾为先天之本，特禀质者养生时应以健脾补肾、补益气血为主，以增强卫外功能。特禀质者总的养生原则是益气固表、调养先天、培补肾精肾气、补脾益肺。

1. 忌食食物

首先要注意发现使自己过敏的食物，禁忌食用，减少过敏发作的机会。一般而言，特禀质者的饮食宜清淡，少吃生冷、辛辣、肥甘、油腻的食物，以及牛肉、羊肉、鹅肉、鲤鱼、虾、蟹等腥膻发物，含致敏物质的食物。尽量少吃过于油腻之物，控制油脂的摄入量。少吃煎炸食物，避免选用如葵花子油或玉米油，应选择大豆油等。

2. 宜食食物

水果适合吃梨、石榴、桑椹、葡萄、番茄、苹果。另外，山药、燕麦、燕窝、糯米、马铃薯、灵芝、莲子、银耳等对特禀质者有益，还应多吃大蒜、米醋、生姜、牛奶，这些都有助于提高机体免疫力。

第五节　禁烟限酒

俗话说："禁烟限酒，健康永久。"香烟中含有上千种化学物质，所含大量有害物质中有50多种致癌物。这些物质被烟蒂燃烧后产生的焦油物质覆盖，贮存在口腔、鼻腔、咽喉部位和肺中。吸烟已被公认是导致肺癌的最重要因素之一。

酒是一把"双刃剑"，少饮有益健康，过量则损害健康。现代流行病学研究表明：每日饮少量酒能有效降低高血压及冠心病的患病率和病死率。适量饮酒能缓解紧张，改善情绪和睡眠，有助于人际交往。但过量饮酒甚至酗酒，不但会导致酒后失态、酒后滋事，造成严重的后果，还可引起肝硬化、酒精性心脏病、酒精性精神病、脑卒中、肿瘤、帕金森病等。过量饮酒还易使人患胃病和胃癌。此外，年轻人如经常喝酒，还能使记忆力减退、肌肉无力、性早熟和未老先衰。

中医学认为，烟草为辛热秽浊之物，易生热助湿，出现呕恶、咳嗽、咳痰等。酒性热而质湿，堪称湿热之最。所以，饮酒无度必助阳热、生痰湿，酿成湿热。嗜烟好酒，可以积热生湿，是导致湿热质的重要成因，必须戒烟限酒。

第六节　赏茶品茗

"俗人多泛酒，谁解助茶香。"中国是茶的故乡，茶文化的形成和发展历史非常悠久，先秦《诗经》中有茶的记载。唐代陆羽用毕生心血所著的《茶经》是世界现存最早、最完整、最全面的一部茶专著。在中国不同的民族、不同的地区，有着丰富多样的饮茶习惯和风俗。

茶道不仅是一种烹茶饮茶的艺术，更是一种生活哲学，通过沏茶、赏茶、闻茶、饮茶来增进友谊，修身养性，学习礼法，领略传统美德。中国茶道的主要内容讲究五境之美，即茶叶、茶水、火候、茶具、环境。宋代有"三点"与"三不点"品茶，"三点"为新茶、甘泉、洁器为一，天气好为一，风流儒雅、气味相投的佳客为一。"三不点"为茶不新、泉不甘、器不洁，是为一不；景色不好，为一不；品茶者缺乏教养、举止粗鲁又为一不，共为三不。

喝茶有助于健康，但也需要注意以下事项。

1.控制饮茶量

根据个人生活习惯，每天饮茶量要适宜。过量饮茶可能导致失眠、心悸等问题，特别是对于初次品茶者和茶碱敏感的人群。

2.避免空腹饮茶

空腹饮茶容易影响消化功能，甚至可能引起胃痛和头晕。空腹时临床不建议喝浓茶，避免对胃肠道造成刺激，加重胃肠道的负担，引发腹痛、反酸等症状。空腹可以通过适当喝一些养生茶，如陈皮茶、茯苓大枣茶、红豆薏米茶等，具有疏肝理气、健脾和胃、祛湿等功效。

3.饭后适量饮茶

饭后立即大量饮茶可能会影响铁的吸收，从而引发贫血。建议饭后1小时再饮茶，有助于消化。

4.注意茶温

饮茶时茶水的温度不宜过高，过热的茶可能损伤口腔、食管和胃黏膜，增加癌变风险。

5.避免浓茶

浓茶含有大量茶碱，容易引起神经兴奋、心跳加快，尤其不宜在睡前饮用。

6.特定人群的注意事项

孕妇、哺乳期女性、高血压患者等特殊人群应咨询医生，确定适合自己的饮茶量和种类。饮茶虽好，也需遵循科学的方法。

7.避免久泡

茶叶浸泡过久，口感会变得苦涩。而且茶叶中的茶多酚等抗氧化物质，也会随着时间氧化，降低营养价值。夏季久泡隔夜的茶水有可能会发生变质，不能饮用。

此外，药茶也是中医学宝库一个重要组成部分，广义的药茶不仅是在茶叶中添加食物或药物制作而成的具有一定疗效的特殊液体饮料，还包括不含茶叶，由食物和药物经冲泡、煎煮、压榨及蒸馏等方法制作而成的代茶饮品。药茶应根据茶品说明、注意事项和自己的身体状况选用。

第五章　运动养生 ▷▷▷

运动养生是通过活动身体的方式维护健康、增强体质、延长寿命、延缓衰老，其特点是强调意念、呼吸和躯体运动相配合的保健活动。

年轻人可选择一些强度大的运动，如跑步、打球。除此之外，每天进行半小时适当的散步、打太极拳、做广播体操等运动，既不疲劳，又能锻炼身体，对促进身体各个器官的代谢和营养吸收有着不可忽视的作用。

"流水不腐，户枢不蠹。"运动有益健康，但不一定每天非要在操场、健身房和体育馆内锻炼，零散时间完全可以利用起来。大学生在紧张的学习之余，利用课间几分钟的时间揉揉腰、伸伸腿，既可消除疲劳，又能活血提神。另外，每次考试前更应多做些有氧运动，有利于缓解压力，消除抑郁和焦虑情绪。

第一节　大学生运动常识

许多大学生也知道自己应该多做些运动和锻炼，可不知道自己适合哪种锻炼方法。针对大学生的特点，选择适宜的运动方式是非常重要的，否则可能达不到健身效果，反而还会给身体带来损伤。

大学生运动养生的建议是，将剧烈运动与有氧运动有机结合。简单来说，有氧运动是指任何富韵律性的运动，其运动时间较长（15分钟或以上），运动强度为中等或中上的程度（最大心率的75%～85%），如游泳、太极拳、瑜伽、气功、登山、散步、跑步、骑自行车、滑冰等。这些运动既可以解除学习上的压力，增强肌肉的弹性，保持健康的体魄，还有助于提高思维能力，改善人的灵活性和协调能力，培养专注力，忘却工作和生活中的不快，对大学生的日常保健有益。

有运动的愿望还不够，要想运动真正有益健康，还必须掌握一些运动常识，做到想运动，而且会运动。运动必须注意规律、适量，时间、地点选择恰当，运动前后放松等事项。

一、规律适量

养成有规律的运动习惯相当重要。只有经过一定时间适量、规律的运动积累，才能出现相应的健康效应，如果停止规律的运动，相应的健康促进效应就会逐渐消失。

运动是把"双刃剑"，适量运动有助于健康，过量运动有损健康。

二、运动时间

1.晨练不提倡"闻鸡起舞"，最好是安排在早上6～7点，因为这时空气中的二氧化碳含量较低。有的人凌晨三四点钟即起床锻炼，然后再回去睡个"回笼觉"，这样不但易感受湿邪，还会使生物钟错乱，导致疲劳、早衰。尤其是身体虚弱者，体温调节能力差，太早起床锻炼易感受寒湿之邪。

晨练前不宜吃早餐，但应饮水，以稀释血液黏度，排除体内聚积的毒素，起到"内洗涤"的作用。一般以喝1杯（250mL左右）凉开水或温水为宜。喝水时要稍缓慢，以不感到胃胀为宜。饮水后10分钟左右即可参加晨练。

2.下午最好是在4～6点锻炼，因为此时肌肉处在最活跃的阶段，锻炼会收到比较好的效果。

3.如果晚上运动，应避免刚吃完饭就运动，这样容易造成胃痛或其他的不适。最好在餐后两小时开始运动。运动量以稍微出汗为宜，不然会影响睡眠。

4.雨雾天气不宜室外运动，因为城市中的雾气含有大量对人体有害的物质，在污浊的雾气中运动锻炼，人体会吸入各种有毒物质，引起咽喉炎、气管炎、眼结膜炎和过敏性疾病等。

三、运动地点

1.应选择环境幽静、阳光柔和、空气清新、地势平坦的锻炼场所，最好在树林或草地旁。夏季少在塑胶运动场地锻炼，暴晒后塑胶散发刺激性的气味，会刺激鼻黏膜和呼吸道，不利于身体健康。

2.不要在马路上锻炼，汽车尾气对人体有害。

四、注意事项

1.在运动开始前，要做些准备动作。首先要意念放松，做好伸展运动。自上而下，从头部、颈部、两肩、两胯、两腿到两足肌肉和韧带都逐渐放松。在运动过程中，一定要循序渐进，运动量由小到大，动作由慢到快，运动时间由短到长。

2.运动快要结束时，要做好调整运动，不要骤然停止。做一些轻微的、小运动量的动作，如甩手摆腿、身体前屈后仰、轻轻转腰等。这样可以使因运动而淤积于下肢血管的血液回流至心脏，防止发生意外。运动结束后，一定要根据身体反应随时调整运动量和运动方式。

3.运动后不宜立即洗冷水澡。有些人剧烈运动后立即进行冷水浴，由于肢体温度和水温相差悬殊，极易发生抽筋。因此，剧烈运动后应先擦干汗液，等到不再出汗时，再进行冷水浴较为妥当。

此外，在运动时感觉身体不适应，出现如头晕、心慌、憋气、胸闷、腹痛等表现，应该立即停止运动。带病坚持运动，可能适得其反。

第二节　常用运动养生方法

日常生活中，人们常苦于挤不出时间进行锻炼。其实，只要有心，是有许多举手之劳的健身方法的。例如，利用收拾床铺的机会，尽量拉伸背部、腰腿部的肌肉韧带；梳头时，尽量将胳膊向上抬；上下楼时少乘电梯；出门距离较近则步行，路远乘车时最好站着，并不断调整身体平衡来进行锻炼等。这些运动方式只要持之以恒，同样对身体非常有益。大学生除球类、太极拳（剑）、体操等运动外，一些简单、易操作、健康的运动常常也能起到强壮筋骨的作用，对身体健康十分有益。

一、捻指通经

捻指通经源自少林拈花功，经现代养生专家整理作为真气运行的辅助功法。该方法简单易行，操作方便，用时不拘长短，有显著的保健作用，实为"治未病"的有效方法。

人体经络是联系内外上下、沟通五脏六腑、运行真气的通路。身体健康的前提是真气充足，并使真气在经络中顺畅运行。任何经络的阻滞都会导致身体的不适或疾病，给健康和长寿带来不良影响。

捻指通经是按一定的顺序捻摩手指，通过对经络起止端穴位的刺激，激发、调动气机活动，促进真气在经脉中顺畅运行，使全身经脉更加通畅，以达到强身健体、防病治病、养生长寿的目的。

具体操作如下。

1. 练习姿势

平坐式或者混元坐。双目垂帘，两手自然置于双腿上，挺胸收腹，全身放松，下颌微微内收，口唇闭合，牙齿微扣，舌抵上腭。

2. 调息方法

鼻呼鼻吸，自然呼吸。

3. 时间要求

不拘长短，有空即可练习，感觉疲劳时可稍事休息后继续练习。

4. 练习步骤

第1步：先以拇指捻摩食指端商阳穴（右手顺时针方向，左手逆时针方向），不快不慢，捻速适中，然后以拇指捻摩中指、无名指端螺纹面前缘。

第2步：以拇指捻摩小指端螺纹面前缘，方向、速度同前。

第3步：右手食指与拇指捻揉左手拇指至小指，从掌指关节捻至指尖端，手法力度如同捻线。10次后换左手捻右手指。

至此，真气沿着十二经脉完成了一个循环。

5. 收功

两手空掌抱球在肚脐（神阙穴）前开合10次，然后双手掌心与神阙穴相合，逆时针及顺时针各旋转9次，最后收功起坐。

此外，每天两手十指交叉，用力相握，然后突然猛力拉开，给予肌肉必要的刺激，有助于血液循环。同时，要尽量利用各种机会活动手指，如乘车时紧握栏杆或紧紧抓住吊环，利用车子的震动一紧一松地刺激手掌。

二、益智健身太极拳

太极拳的动作徐缓舒畅，刚柔相济，动静结合，通过颐养精、气、神来增强人体生命力，使之日趋旺盛。大学生非常适合练习太极拳，对益智健身有非常好的效果。

太极拳是通过四肢运动贯通经气血脉，在锻炼过程中以腹式呼吸带动胸式呼吸，从而起到气运丹田、脉通全身的作用。太极拳可借助外动引动内静，最终达到形神合一的境界，对休息大脑、增强意识活动具有一定的优势。

初学太极拳要全身放松，从缓慢、松柔入手，先求松静，由松入柔，逐步积柔成刚。所谓全身放松，就是自头至脚，由内及外，完全放松，没有一点僵力。感觉大脑松静，思想集中，达到心平气和的状态，才可以开始动作。由于意识的引导和贯注，动作会逐渐和顺协调，屈伸旋转自如，久而久之，手臂极为绵软而又极为坚硬，全身极为轻灵而又极为稳重，这就是积柔成刚。太极拳在螺旋式、抽丝式的旋转运动时，全身各部分肌肉总是交替着一松一紧。由于放松的意识在支配着肢体，因此，即使是绞紧的肌肉也不是僵硬的，而是富于弹性与韧性的。

练习太极拳时，从预备、起式，一直到收式，都必须自始至终地严格遵守"动中求静，与道相合；呼吸根蒂，气沉丹田；循环无端，绵绵不断；不离不距，随机应变；专气致柔，以弱胜强。太极拳讲究自然，毫不勉强"（陈微明《太极拳术》）。

三、八段锦

八段锦是一套独立而完整的健身功法，起源于北宋，有800多年的历史。八段锦素有"千年长寿操"之称，古人把这套动作比喻为"锦"，其动作柔和连贯，通过呼吸、动作和意念的配合，起到调理气血、舒筋活络的功效。此功法分为八段，每段一个动作，故名"八段锦"，练习无须器械，不受场地局限，简单易学，节省时间，作用极其显著，效果适合于男女老少，可使瘦者健壮，肥者减肥。

1.操作方法

练习八段锦从起势开始，左脚开立，与肩同宽，微微下蹲，两掌呈半圆抱于腹前，接着调息几次，使身心平顺。

八段动作：①双手托天理三焦；②左右开弓似射雕；③调理脾胃须单举；④五劳七伤往后瞧；⑤摇头摆尾去心火；⑥两手攀足固肾腰；⑦攒拳怒目增力气；⑧背后七颠百病消。

最后收势，两掌合于腹前，呼吸均匀，周身放松。

2.注意事项

初学者应先跟着配音配乐或教学视频熟悉动作，再配合呼气吸气方法；每天可练习两次；练习前热身，练习后舒展身体；可结合慢跑、快走等有氧运动协同进行。

四、快走慢跑皆相宜

（一）快走

生命在于运动，运动要靠双脚，"经常走一走，活到九十九。"这是因为在走路时，由于下肢肌肉的收缩、松弛能迫使静脉血管扩张与收缩，使带有代谢产物的血液经静脉血管到达肺部进行物质交换后回流到心脏，全身各个脏器得到营养物质源源不断的濡养，从而可达到强身健体、延年益寿的目的。

研究发现，"行如风"对于促进心血管系统的活动能力、提高呼吸肌的功能、降低血液中胆固醇含量、避免高血压的发生，都有良好的作用。

每天快走30分钟预防脑卒中的效果与跑步、打网球、骑车等较激烈的快节奏运动是相同的。另外，快走对预防糖尿病、心脏病、骨质疏松症及某些癌症，都具有良好的效果。

快走时应注意以下几点。

1.快走时穿一双专门的软底跑鞋，可缓冲脚底的压力，保护踝关节免受伤害。

2.快速步行与平时的走路稍有不同，快速步行在速度、持续时间及步频上都有一定的要求。做一做适度的伸屈运动，慢步5分钟之后，就可加快步伐。时间一般持续在30分钟左右，速度以每分钟120步左右为宜。

3.宽松舒适的运动服装吸湿透气又有利于身体放松。

4.在进行快走健身时，应根据自己的身体情况，做到量力而行。

（二）慢跑

慢跑有助于身体健康。慢跑的速度应依体力而定，宜慢不宜快，以自然的步伐轻松地向前行进，且以循序渐进、持之以恒为原则。跑步要从短程开始，逐步增加跑程。运动量的掌握以慢跑后自觉有轻松舒适感，没有呼吸急促、腰腿疼痛、特别疲乏等不良反应发生为度。在慢跑过程中，心率以不超过（180-年龄）/分为宜。

五、健美健脑甩手操

甩手操源自易筋经，具有调节神经系统功能的作用，有助于神经细胞从兴奋状态进入抑制状态，使过度兴奋而致功能紊乱的神经细胞恢复正常，对治疗神经衰弱、高血压、头痛等有一定的作用。同时，甩手也有助于慢性气管炎、肺结核、胃溃疡、肝炎、胃炎、消化不良等疾病的治疗。

甩手运动时，要心平气和，呼吸自然，轻松愉快。动作要柔和，"上虚下实"，精神集中，两手摇动。

甩手时，要身体站直，两脚距离与肩等宽。脚伸直，膝稍弯，肛门上提，脚趾用力抓住地面，两臂同方向前后摇甩，向后用点气力，向前不用力，自行摆回，两臂伸直不宜弯，眼睛向前看，心中虚怀若谷，每日2~3次，每次做200~300个，坚持10~15分钟。

六、弹指疏肝

弹指可养肝、护肝、清肝火，对心情郁闷、郁郁寡欢、急躁易怒、胸胁胀痛等有一定的调理作用。

第1步：用拇指和食指揉捏另一只手的食指，从指根到指腹，共3次。

第2步：两手的拇指和食指伸直，其余手指弯曲，食指做连续弯曲的扣枪动作，连续做24次。

第3步：五指握住另一只手的食指，往外拽，保持5秒钟，再换手做同样的动作，共6次。

七、蹲起强心

双脚并拢，周身中正，重心放在前脚掌，含胸收腹，全身放松，头不可后仰、不可倾斜，始终将双腿并拢，彻底蹲下后再缓缓上起，如此反复多次。30个为一组，循序渐进，逐步加量。这一方法能促进血液循环，加强肺功能，从而加强心脏功能。

八、搅舌健脾

每日静坐，舌头自然抵住上腭，保持3分钟，尽量排除杂念，然后用舌在齿唇间用力左右搅旋、前后伸缩、左右伸缩各30下。将舌头在运动过程中产生的津液大口吞咽下去，能起到强身健体、增强脾胃功能的作用。此外，经常练习亦能养心、安神。

九、吐纳润肺

吐纳法特别适宜脑力劳动者用来保持旺盛的精力。具体方法如下：闭目心想"静"字，力求做到排除杂念，意想丹田（肚脐）。双手自然放于膝上，中指按压少商穴（在拇指末节外侧，距指甲角0.1寸），舌尖舐上腭，鼓腹，用鼻慢慢吸气（胸部尽量放松），到极限后，屏住气息约30秒，将舌尖收回，舌边缘上卷呈筒形，腹肌收缩，使气从口中送出（此时心想"松"字），将气尽量呼出后再吸入新鲜空气，这样深吸、屏气、呼气反复20次左右。每日根据自己的情况做1~2次。

十、摩腰健肾

1.两手掌对搓至手心热后，分别放至腰部，手掌向皮肤，上下按摩腰部，至有热感为止。可早晚各1遍，每遍约200次。此运动可补肾纳气。

2.两手握拳，手臂往后用两拇指的掌指关节突出部位，自然按摩腰眼，向内做环形旋转按摩，逐渐用力，以有酸胀感为度。持续按摩10分钟左右，早、中、晚各1次。

十一、揉面养眼

长时间看书或电脑，眼睛在不知不觉中负荷过度，很容易导致视疲劳、视力下降，甚至患干眼症。所以，大学生应学会忙里偷闲，每天坚持做2～3次"揉面养眼"运动。

第1步：入静。闭目，靠椅静坐，姿势以随意和舒适为度，肩颈尽量放松，排除杂念。

第2步：首先用两手相互摩擦发热，用掌心热熨两目，反复做擦熨10次；然后眼球左右旋转各10转；再用两手掌搓擦两颊及额部1～2分钟。

第3步：揉按睛明、四白和太阳穴，每穴30下。

注意：做眼睛保健前需洗净双手。

十二、叩齿醒脑

"咬牙切齿"可拉动头部肌肉，促进头部血液循环，进而起到醒脑、增强记忆力的功效。所以，经常"咬牙切齿"可使牙齿坚固，预防牙病，并且有醒脑、延缓衰老的效果。

每天早晚各叩齿36下，同时将产生的口水咽下。叩齿的力量不强求，可根据牙齿的健康程度，量力而行。

十三、摇头防病

平坐，放松颈部肌肉，不停地面带微笑轻轻点头3分钟左右，然后再左右旋转颈项3分钟，每天3次。这种轻柔的颈部运动，可增强头部血管的抗压力，并减少胆固醇沉积于颈动脉的机会，不仅有利于预防脑卒中，还可预防高血压、颈椎病。

十四、跳跃壮骨

研究发现，每天坚持上下跳跃（或跳舞）的女性，一年后其骨密度增加，容易发生骨折的髋部增厚3%。究其原因，是跳跃运动加快了全身血液循环，而地面的冲击力又激发了骨质的形成。只要每天坚持适当做跳跃运动，如跳绳、踢毽子等，均可起到壮骨的作用。

十五、跪拜护脊

跪拜的动作能使脊柱的关节、肌肉、韧带在有节奏的伸缩中得到锻炼，从而使气血流畅，脊柱获得充分的氧气及养料供应，自然强健少病。

十六、伸懒腰抗疲

上课常常一坐就是一两个小时，这时不妨伸个懒腰，虽然是一个普通的动作，但对健康有利。当身体长时间处于一种姿势时，肌肉组织的静脉血管会淤积许多血液，这时伸个懒腰，会引起大部分肌肉舒张和收缩，淤积的血液回流心脏，将肌肉中的一些废物带走，从而消除疲劳。

十七、打坐安神

坐姿，两腿前伸，弯起右膝，把右脚放在左大腿下边。然后，弯起左膝，把左脚放在右膝或右大腿下。保持背部与头部伸直，两手可以舒适地放在大腿上。打坐可使五脏六腑得到休息，从而产生安宁感和健康感。打坐时，首先要心入静，目视前方，然后再慢慢半闭双眼，面带微笑，心无旁骛。

十八、提肛防痔

吸气时，肛门用力内缩上提，紧缩肛门，呼气时放松。提肛运动能改善局部血液循环，改善肛门括约肌功能，预防肛门松弛，对防治痔疮和脱肛颇见功效。站、坐、行均可进行，每次做提肛运动50次左右，持续5～10分钟。每日根据自己的空暇时间做2～3次均可。

可以根据自己的身体状况，选择一套或几套运动方法练习。建议一天做5～8次，一般不少于5次。持之以恒就会有效果。

第三节 军训保健常识

军训期间，由于天气干燥、炎热，长时间的暴晒及缺少水分，可能会身心疲惫，容易出现中暑、胃肠功能紊乱、外伤等健康异常情况，如何预防和处理呢？本节主要向学生介绍军训卫生保健安全知识，让学生懂得预防和处理军训中出现的一些状况，更安全、更顺利、更轻松地完成军训。

一、军训期间常见疾病的防治

（一）中暑

预防中暑，应保证充足的睡眠，多饮清凉饮料、淡盐水等，以补充因天热出汗使体内丢失的水分。如果出现中暑，首先停止训练，迅速脱离高热环境，移至通风的阴凉处，解开衣扣，让患者平卧，用冷毛巾敷其头部，吹风并给予清凉饮料。如果症状得到缓解，就可以继续训练。若症状未能缓解，应及时送往医院。

（二）晒伤

气温较高时，应戴帽子，尽量减少皮肤外露，训练前将暴露的皮肤涂抹防晒霜。皮肤若起红疹或水疱，应及时就医。

（三）急性肠胃炎

注意饮食卫生，不吃过期变质的食物，不食生、冷、过度辛辣和油腻的食物，不暴饮暴食。

（四）感冒

要注意适时加减衣服；训练后不能马上用凉水洗澡；对一般的打喷嚏、鼻塞和流涕等表现，可暂不服用药物，多喝开水，注意休息，适当服用藿香正气水（胶囊）。

（五）外伤

军训时要注意力集中，做到动作规范、协调。发生扭伤后，及时冷敷扭伤处半小时左右，禁止揉搓扭伤处。如果有伤口，伤口干净者先用双氧水消毒，再擦碘伏。伤口不干净者，应到医院清洗包扎。

（六）痱子

痱子是军训时最多见的皮肤病症。痱子是由汗孔阻塞引起的，初起时皮肤发红，然后出现针头大小的红色丘疹或丘疱疹，密集成片。预防发生痱子，主要是注意皮肤卫生，勤洗澡，勤换衣服。容易生痱子者，洗完澡要擦干，然后涂爽身粉或痱子粉。此外，患处皮肤用温水清洗后，涂少量"十滴水"，让其自然风干，治疗效果很好。

二、军训卫生保健六"不宜"

（一）不宜立即停下来休息

剧烈运动时血液多集中在肢体肌肉中，如果剧烈运动刚结束就停下来休息，肢体中大量的血液就会淤积在静脉中，心脏、大脑就会缺血，出现头晕、恶心、呕吐、休克等缺氧症状。

（二）不宜立即大量饮水

剧烈运动后如果因为口渴一次性大量喝水，会使血液中盐的含量降低，发生抽筋等低钠血症现象。应采用"多次少饮"的方法饮水，最好是饮用低浓度的盐水或是绿豆汤之类的消暑饮料。

（三）不宜立即吃饭

剧烈运动时，由于血液多集中在肢体肌肉和呼吸系统，而消化器官的血液相对较少，消化吸收能力差，运动后需要经过一段时间的调整，消化功能才能逐渐恢复正常。

（四）不宜马上吹风扇或用空调

剧烈运动后，马上吹风扇或用空调会引起上呼吸道血管收缩，呼吸道纤毛摆动变慢，此时寄生在呼吸道内的细菌、病毒就会大量繁殖，极易引发伤风、感冒、气管炎等疾病。

（五）不宜马上游泳或洗冷水澡

剧烈运动后立即游泳或进行冷水浴，由于肢体温度和水的温度相差悬殊，也易发生抽筋。因此，剧烈运动后应先擦干汗液，等不再出汗时，再进行游泳或冷水浴较为妥当。

（六）不宜立即饮啤酒

剧烈运动后，大量喝啤酒易使血液中的尿酸急剧增加，导致痛风。

总之，在军训生活中，学生必须注意到方方面面的生活小细节，包括增强生活自理能力、增强自我保护意识、培养良好意志品质等，灵活处理军训中出现的问题，真正做到不慌不乱，出色地完成军训任务。

第六章　情志养生 ▷▷▷▷
···

身心清静，不是神仙，胜似神仙。这涉及情志养生的内容。而《黄帝内经》中"美其食，任其服，乐其俗，高下不相慕"及"精神内守，病安从来"的理念是对情志养生的最好诠释。

第一节　大学生心理健康的涵义及标准

一、大学生心理健康的涵义

心理健康是指这样的一种状态，即人对内部环境具有安定感，对外部环境能够适应，也就是说，遇到任何障碍和困难，心理都不会失调，能以适当的行为予以克服，这种安定、适应的状态就是心理健康的状态。

大学生心理健康是指对大学生活具有一种持续且积极发展的心理状态，在这种状态下，主体能做出良好的适应，并且充分发挥其身心潜能，即能够正确认识自我，自觉控制自己，正确对待外界影响，使心理保持平衡协调。

二、大学生心理健康的标准

健康的衡量标准是相对的，没有绝对的分界线。一般判断心理是否正常，有以下3个方面。

1. 心理与环境的统一性
正常的心理活动，在内容和形式上与客观环境具有一致性。

2. 心理与行为的统一性
这是指个体的心理与其行为是一个完整统一和协调一致的过程。

3. 人格的稳定性
人格是个体在长期生活经历过程中形成的独特个性心理特征的具体体现。

心理障碍是指心理疾病或轻微的心理失调，大学生多因身心疲乏、紧张不安、心理矛盾冲突、遇到突如其来的问题或面临难以协调的矛盾等而出现，多数人持续时间短、程度较轻微，随情境的改变而消失或减缓，个别人则持续时间长、程度较重，甚至休学、退学。

在实践中，大学生心理健康应从以下几个方面把握：智力正常，即有强烈的求知欲，乐于学习，能够积极参与学习活动；情绪稳定和心情愉快；意志健全；人格完整；

自我评价正确。

三、了解心理状态——心理测验

心理测验是根据一定的法则和心理学原理，使用一定的操作程序对人的认知、行为和情感的心理活动予以量化。心理测验是心理测量的工具，心理测量在心理咨询过程中能帮助大学生了解自己的情绪、行为模式和人格特点。尽管心理测验是心理学研究的必要手段，在实际的生活中也得到了越来越广泛的应用，但是要注意的是，心理测验只是提供一定的参考，人体是不断成长和变化的，心理测验仅仅提供个体在进行测试的那个时间点的状况特点，因此，过分夸大心理测验的结果是错误的，更不能把心理测验结果作为"终生的标签"。

第二节　大学生情志养生

健康的心理是现代社会对人的一个基本要求。大学时期是人生观、价值观形成的关键时期，有研究显示，92％的大学生会经常或随时考虑人生问题。大学生对自我的正确认知，自我情绪的控制，抗挫折能力，与人交往、分享、合作的能力均为日后成功做准备。要成为一个真正的健康者，不仅要躯体无病，而且还要精神愉快，心理健康。现代社会，情志因素影响人们健康的情况越来越复杂、严重，因此，调摄情志在养生保健中的作用也日益受到重视。

一、话说情志养生

所谓情志是指喜、怒、忧、思、悲、惊、恐七种情绪，中医学将其统称为情志。

七情六欲，人皆有之，情志活动属于人类正常的生理现象，是机体对外界刺激和体内刺激的保护性反应，有益于身心健康。《黄帝内经》云："有喜有怒，有忧有丧，有泽有燥，此象之常也。"但是一种情绪如果波动太大，过于激烈，如狂喜、盛怒、骤惊、大恐等突发性激烈情绪，往往很快致病伤人；七情持续时间太长、过久，如久悲、过于思虑、时常处于不良的心境，也可积而成病。情志变化影响人体内环境的稳定，情绪失控可使体内阴阳紊乱，从而出现百病丛生、早衰甚至早亡的后果。清代《寓意草》中记载："昔有新贵人，马上洋洋得意，未及回寓，一笑而逝。"因此，情绪突然间出现巨大改变的时候，就需要情志养生加以调整、调养。情志养生相当于现代医学的心理卫生保健，但较之内容更丰富。

二、情志养生的原则

（一）树立正确的人生观，防止与克服心理冲突

自我同一性的确立和防止社会角色的混乱是青年时期的发展任务。从青年时代起，人的自我意识开始成熟起来，能够进行自我估价、自我检查与自我督促，并且也能正确

评价他人的行为。一个人确立了自我认同感，树立了正确的世界观，就能对社会和人生有正确的认识，就能科学地分析周围发生的事情，保证心理反应的适度，防止心理反应的失常。

当大学生为情所痴、为分所困、为钱所虑、为奖所恼时，不妨降低理想标准，顺其自然，做事尽力而为，且不争名利，不与人攀比，悦纳自我，减少不良情绪的刺激。保持平和乐观心态是心理健康的免疫剂。

（二）善于调节情绪，有效转移不快

一是学会"移情"，让被坏情绪扰乱的身体"喘口气"。所谓"移情"，实际上就是指情绪的转移，是一种有效的情绪疏导方式。二是学会倾诉。当有不好的情绪不能化解时，就要寻求"外泄"的方法。最好选择积极乐观的家人或朋友，将自己心中的郁结讲出来。这样不但能够释放自己不良的情绪，而且更容易找到情绪问题出现的原因，也许还可以得到家人或朋友良好的建议。

（三）培养爱好，充实生活，增加正能量

高品质的精神生活可通过合理、可行的个人爱好，对理想和信念的追求及脚踏实地的学习、工作等来充实。不断完善自己的人格，加强自己的心理历练，可以达到心理和谐。

（四）参加有益的集体活动和体育锻炼

一个人如果经常与集体隔离，不与人交往，容易出现孤独的情绪，往往心情抑郁或孤芳自赏，影响心理健康。经常参加有益的集体活动，进行正常而友好的交往，可使人消除忧愁，心胸宽广，心情振奋，精神愉快。

此外，采用适当的形体锻炼可辅助情志调节，如爬山、长跑、球类运动等。也可以根据自己的身体状况选择慢跑、快走、气功、太极拳等舒缓的运动项目修身养性，调节情志。其实，锻炼如储蓄，年轻时坚持锻炼就是为年老时抗御疾病、益寿延年积累资本。如果年轻时不注重锻炼，甚至形成不良嗜好，则无异于透支健康，极有可能为自己的将来埋下疾病的祸根。

三、神奇的中医情志疗法

（一）调和七情

正常的情绪活动是人一生中都要经历的，但每种情绪如果持续时间太长或太剧烈，就会对人体不利，造成气血运行紊乱，脏腑功能失调，从而发生各种疾病。因此，保持七情的平和状态是精神保健的重要内容。

清代名人阎敬铭的《不气歌》同样适用于当代人："他人气我我不气，我本无心他来气。倘若生气中他计，气出病来无人替。请来医生将病治，反说气病治非易。气之危

害太可惧，诚恐因病将命弃。我今尝够气中气，不气不气就不气。"这种朴素的至理名言，是排解不愉快的灵丹妙药。

（二）情志克胜

中医情志疗法丰富多彩，妙趣横生，千百年来流传了许多诊疗奇闻佳话。中医对一些疑难怪病具有独特的情志疗法，神奇的疗效蕴藏着丰富的科学道理。

五行、五脏、五志之间有着密切相生相克的制约关系，相克的规律：肝木→脾土→肾水→心火→肺金→肝木；五志相克的规律：怒→思→恐→喜→悲→怒。（图1）

一旦五志中的某一种情志变化超过了人的承受能力，其相对应的五脏会发生一些功能紊乱和病变反应，所以就有"怒伤肝""喜伤心""思伤脾""忧伤肺""恐伤肾"之说。

图 1　五行生克图

金元名医朱丹溪有"悲伤心者，以笑胜之"病案：一位巡按大人，患有精神抑郁症，朱丹溪经过望闻问切后，对巡按大人说："你得的是月经不调症，调养调养就好了。"巡按听了捧腹大笑，感到这是个糊涂医生，怎么连男女都分不清。此后，每想起此事，仍不禁暗自发笑，久而久之，抑郁症竟然好了。一年之后，朱丹溪又与巡按大人相遇，这才对他说："君昔日所患之病是'郁则气结'，并无良药，但如果心情愉快，笑口常开，气则疏结通达，便能不治而愈。你的病就是在一次次开怀大笑中不药而治的。"巡按这才恍然大悟，连忙道谢。

此外，人们熟知的"范进中举"——屠户一巴掌打好范进疯癫病的故事亦是情志疗法之一。因此，了解情志克胜常识，对心理保健大有裨益。

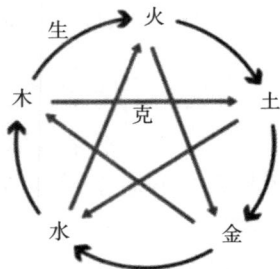

第三节　学会辨识心理问题

大学生的心理问题复杂、多变，具有独特性，其引发原因多种多样，常见问题主要有环境适应、学习、人际关系、恋爱与性心理、性格与情绪、神经症等。主要表现在心理活动和行为方面。心理活动方面：如感觉过敏或减退、体感异常、错觉、幻觉、遗忘、疑病妄想、语词新作、意识模糊、紊乱的心理特点和难以相处等；行为方面：焦虑、冷漠、固执、攻击、强迫、心情沉重、心灰意冷，甚至痛不欲生等。因此，大学生应不断加强自己的适应性、承受力、调控力、意志力、思维力、创造力及自信心等心理素质的培养，懂得心理问题的早期识别，迅速有效地解决问题。

一、人为什么有烦恼

饮食男女者，人之大欲也；饮食文化和性文化，强调要有度；当人的欲望过于强烈时，就会有烦恼。人的贪欲在目、耳、鼻、舌、身、意，具体反映为如下六欲：见欲——目；听欲——耳；香欲——鼻；味欲——舌；触欲——身；意欲——意。

二、如何看心理警示灯

心理危机就像一盏心理警示灯，早期就有些信号表现，学生可通过学习了解心理障碍的信息，对心理状况进行恰当分析，对心理问题及早发现、及时预防、有效干预。常见的心理问题有以下几种。

（一）强迫心理

由于担心不完美而反复核对、反复调整，以致欲罢不能，过于追求完美（完美主义者易患强迫症）。寒窗苦读十几年，偶有成绩不理想或是不及格、不如意是正常的，不要对自己要求过高。

（二）猜疑心理

日常生活中，许多学生都会或多或少地存在猜疑心理。万事皆疑是一种很不健康的心理，是一把双刃剑，既影响人的情绪，有损健康，又影响人际交往，还可能引起一系列错误的行为。所以，必须战胜多疑之心。

（三）自卑心理

自卑是许多人都明显存在的生存危机，这就要求每个人要全面了解自己，正确评价自己。要转移注意力，不要只关注自己的弱项和失败，而应将注意力和精力转移到自己最感兴趣、也做得最好的事情上，从中获得的乐趣与成就将增强自信，驱散自卑的阴影。通过微小的成功树立自信，一个人成功经验越多，他的期望值也就增加，信心也越强。可见，通过一次次微小的成功，可以改变自卑，增强自信。

（四）抑郁心理

抑郁的人对日常必需活动会感到力不从心，因此应对这些活动进行合理安排，使其能一件一件地完成。尽管令人厌倦的事情没有减少，但我们可以计划做一些积极的活动，即那些能给你带来快乐的活动。

（五）恐惧不安心理

有些学生总是担心自己是否会考试不及格或毕业找不到工作等，心情紧张不安。如果有类似的感觉，要进行积极的心理暗示——"我的担心是多余的""不要让臆想吓着自己"，以此来抑制对不良后果的虚构。

第四节　解决心理问题的常用方法

保持乐观、美好的心理，可促使人体分泌有益于健康的激素、酶等物质，起着调节血液流量、兴奋神经细胞和增强免疫功能的作用。

唐代著名禅师石头希迁又被称为"石头和尚"，91岁时无疾而终。希迁曾为世人列出养生奇方："好肚肠一条，慈悲心一片，温柔半两，道理三分，信行要紧，中直一块，孝顺十分，老实一个，阴骘全用，方便不拘多少。"

服用方法：此药用宽心锅内炒，不要焦，不要躁，去火性三分，于平等盆内研碎，三思为末，六波罗蜜为丸，如菩提子大，每日进三服，不拘时候，用和气汤送下。果能依此服之，无病不瘥。

禁忌证：切忌言清行浊，利己损人，暗中箭，肚中毒，笑里刀，两头蛇，平地起风波。以上七件，速须戒之。

功效：此前十味，若能全用，可以致上福上寿，成佛作祖。若用其四五味者，亦可灭罪延年，消灾免患。各方俱不用，后悔无所补，虽扁鹊卢医，所谓病在膏肓，亦难疗矣；纵祷天地，祝神明，悉徒然哉。况此方不误主雇，不费药金，不劳煎煮，何不服之？偈曰：此方绝妙合天机，不用卢师扁鹊医，普劝善男并信女，急需对治莫狐疑。

希迁的养生奇方的精要在于养德。德高者对人、对事胸襟开阔，无私坦荡，光明磊落，故而无忧无愁，无患无求。身心处于淡泊宁静的良好状态之中，必然有利于健康长寿，这也是解决心理问题的最核心方法。

一、认识自己，面对现实

能否面对现实是心理正常与否的一个客观标准。心理健康者总是能与现实保持良好的接触，对自己的能力有恰当的估计，正确选择生活目标，并能随着环境的改变，做出及时的调整，在认识自我的前提下，充分发挥自己的最大潜力。

"苏秦刺股"的故事就是一个很好的例子。战国时期，苏秦曾在鬼谷子先生的门下学习"纵横之术"。苏秦还没有成名之前，曾经外出游说了几年，但没有一个国家接受他的纵横术。当他穿着褴褛的衣衫，穷困潦倒地回到家中时，他的父母、兄嫂、妻子都认为他没出息，没有一个人拿正眼看他。他的妻子坐在织机旁对他不理不睬，他的嫂子更是冷嘲热讽，恶言相加，并断言他今生今世永无出头和发达的一天。

诸侯的冷遇、家人的白眼，更坚定了苏秦出人头地的信念。他总结失败教训，发愤苦读，"读书欲睡，引锥自刺其股，血流至足"，终于成为战国时期著名的纵横家，挂六国相印。

二、保持积极乐观的心态

"日出东方落西山，哭也一天，笑也一天，何不快乐每一天"。大学生要树立科学的人生观、正确的名利观，多参加公益活动，学会与人交往，主动沟通，增强自身的亲和力，培养积极乐观的心态来面对生活。处事大度，宽以待人，不苛求他人，用自己的真诚赢得外界的认同和真挚的友谊。有困难主动寻求他人和社会的帮助。合理安排自己的学习、工作，提高学习和工作的热情。尽量不要让压力积压在心里，学会及时释放不良情绪，可以自我排遣，或与人倾诉，同时也能感受到来自朋友和家人的温暖。理性地克服情感上的冲动，做到"发乎于情""止乎于理"，让自己恬淡超然。

任何事都要用积极的态度去思考，培养开朗、豁达的良好性格，保持乐观进取、积极向上的情绪。

三、遇事冷静、淡然

日常生活和工作中，难免遇到令人生气的事，遇到这种情况的时候，如果不会自控，就难免影响工作和生活，产生冲突。因此，当你意识到要动怒的时候，尽量转移注意力，离开现场，花几分钟冷静地分析自己的感受和对方的感受，尽可能予以认可和谅解。当你原谅别人的时候，最终受益的是你自己。

另外，对自认为的不好结果予以接受，拿"不如"自己的事情进行比较，从中获得心理上的安慰。当自我获得安慰的时候，就会给身心带来轻松和愉快。唐代王梵志的无题诗："他人骑大马，我独跨驴子。回顾担柴汉，心下较些子。"抒写了主人公比上不足的不满与比下有余的自得心理。

四、学会修身养性的方法

音乐、阅读、书画、旅游、种植花木等方式能放松心情，调整心态，陶冶情操，在娱乐中看淡得失，消除悲观情绪，重塑豁达性格，这样所有的事情都能迎刃而解，都能泰然处之。

（一）音乐

音乐不仅可以表达情感，还能通过其旋律的起伏和节奏的强弱调节人的情志，使人神清气爽，脉络通畅，气血条达。不同的乐器，可以心、手并用，既抒发情感，也活动肢体。

（二）书画

观赏书画是一种审美活动，必然激发人的想象，进入乐观、美好的思想境界。习书作画必须集中精力，心正气和，灵活自若地运用手、腕、肘、臂，从而调动全身的气和力。这样，很自然地通融全身血气，促进血液循环和新陈代谢，精力旺盛，心情坦然。

（三）旅游

旅游不仅可以饱览壮丽景色，而且还能借以舒展情怀，开阔心胸，锻炼身体，增长见识，有益于身心健康。

（四）种植花木

花草美化环境，净化空气，使人心情舒畅，其香味能令人心醉神往，满足人们对美好事物的视觉追求和心理需要。另一方面，种植花木还能使人不断学习，丰富生活情趣，调畅情志。

第七章　性卫生与保健 ▷▷▷▷

随着性生理的发育成熟，大学生多表现出一系列性心理行为，如对性知识的兴趣，对异性的好感、性欲望和性冲动、性幻想、自慰行为等，这些均是正常现象。有些学生由于对性生理、性心理、性保健等卫生知识缺乏了解，采取一系列错误行为，影响自己的身心健康。本章的目的是普及性教育，提高性素质，使大学生享有性健康。

第一节　大学生性常识

男性和女性的性生理和性心理存在着一定的差异。

《黄帝内经》提及男性和女性的不同成长周期规律。

女子七岁，肾气盛，齿更发长。（7岁）

二七而天癸至，任脉通，太冲脉盛，月事以时下，故有子。（14岁）

三七，肾气平均，故真牙生而长极。（21岁）

四七，筋骨坚，发长极，身体盛壮。（28岁）

五七，阳明脉衰，面始焦，发始堕。（35岁）

六七，三阳脉衰于上，面皆焦，发始白。（42岁）

七七，任脉虚，太冲脉衰少，天癸竭，地道不通，故形坏而无子。（49岁）

丈夫八岁，肾气实，发长齿更。（8岁）

二八，肾气盛，天癸至，精气溢泻，阴阳和，故能有子。（16岁）

三八，肾气平均，筋骨劲强，故真牙生而长极。（24岁）

四八，筋骨隆盛，肌肉满壮。（32岁）

五八，肾气衰，发堕齿槁。（40岁）

六八，阳气衰竭于上，面焦，发鬓颁白。（48岁）

七八，肝气衰，筋不能动。（56岁）

八八，天癸竭，精少，肾脏衰，形体皆极，则齿发去。（64岁）

人们可以根据不同年龄的身体变化，进行营养调理、养生与保健，让身体按照自然规律更好地生长。

大学生开始进入青年期，生理发展趋于平缓并走向成熟，性意识迅速发展，开始产生恋爱情感。无论男生还是女生，都应该做好生殖器官的保健。

一、生殖系统的组成

（一）男性生殖器系统

男性生殖系统由内生殖器和外生殖器组成。

1.内生殖器

生殖腺（睾丸）、输精管道（附睾、输精管、射精管和尿道）和附属腺（精囊腺、前列腺、尿道球腺）。

2.外生殖器

阴囊、阴茎。

（二）女性生殖系统

女性生殖系统包括内、外生殖器及其相关组织。

1.内生殖器

生殖腺（卵巢）、输送管道（输卵管、子宫、阴道）。

2.外生殖器

生殖器官的外露部分，又称外阴，包括阴阜、大阴唇、小阴唇、阴蒂、阴道前庭。

二、第二性征

青春期的标志是第二性征的出现。这一时期，男性出现体毛和喉结等生理表现，典型表现为出现遗精现象；女性除出现乳房隆起、阴毛等变化外，月经来潮是其典型表现。

（一）遗精

男孩首次遗精多发生在13～14岁，最晚可发生在18岁左右。成年未婚男性1～2周出现1次遗精，遗精后并无不适，这是生理现象。

（二）月经

女性从青春期开始，出现周期性子宫内膜脱落、出血，并从阴道排出，周期一般为28天。这种阴道周期性的流血现象称为月经。

三、大学生性心理特点

本能地对异性有偏爱之情，既渴求与异性的交往和友谊，但又自我封闭以防被别人发现。尚未形成稳固的、正确的价值观和恋爱观，自控能力较弱，因而常有性压抑感和性的生物性与社会性冲突。如因个子过矮、长相过丑、青春痘太多等，容易产生心理行为与性角色不吻合方面的焦虑等。

　　大学生的性心理因性别而有差异。在表达方式上，一般男生较主动，女生往往采取暗示的方式。此外，女生的性心理问题比男生多，而且也复杂。女性性功能障碍过去统称为性冷淡，目前对女性性功能障碍的认识尚不丰富，多认为是心理作用造成的。

　　根据以上特点，大学生构筑健全的性心理，需要掌握科学的性知识，培养高尚的性道德和良好的心态。

第二节　大学生性保健

一、男性性保健

（一）会阴保健

　　一般男性对会阴部的保健重视不足，包茎和包皮长者常因局部"藏污纳垢"而发生真菌、滴虫和病毒等感染。男性阴茎头及包皮感染炎症反复发作，会使包皮瘢痕化，发生尿道外口狭窄、尿潴留和阴茎癌。男性生殖器感染会在性交中产生不适感，从而导致性欲降低，而且也能传染给女性，导致女性阴道炎，甚至影响女性的生育能力。由此可见，男性会阴保健是非常重要的。

　　1.清洁阴茎：保持会阴部的清洁卫生，每日清洗1次，尽量不用肥皂、浴液等洗涤用品。清洗时宜用干净的温水，在冲洗的过程中，包皮长者，应上翻包皮至冠状沟处，将包皮垢一并清除。因阴茎头皮肤非常娇嫩，所以应注意避免用力过度而受伤。包茎或包皮长而难以上翻者，应做包皮环切术。

　　2.注意手部的卫生，避免污染外阴。

　　3.男性应避免穿紧身的裤子、久坐沙发、跷二郎腿等，这些动作都会阻碍阴部的血液循环，使阴部受损。如果出现阴囊潮湿、瘙痒等症状应及时去医院就诊。

（二）遗精护理

　　1.遗精是男性正常的生理现象。未婚男性精满自溢，是很正常的现象，如果频繁的遗精就属于病态。不要把生理现象视为疾病，增加精神负担。遗精时不要中途忍精，不要用手捏住阴茎不使精液流出，以免败精潴留，变生他病。遗精后注意保暖，不要用冷水洗涤，以防寒邪乘虚而入。

　　2.慎起居，除杂念。少进烟、酒、茶、咖啡、葱、蒜等刺激性物品；内裤不宜过紧；不看色情图画、电影等，以减少手淫；适当参加文体活动，增强体质，陶冶情操。

　　3.如无特殊刺激，频繁发生遗精，应在医生指导下进行相关检查，找出致病原因，及时治疗。

二、女性性保健

（一）月经失调常见问题

1.痛经

痛经是月经来潮时出现的小腹部痉挛性疼痛。

2.闭经

分为原发性闭经（年满18岁无月经来潮）和继发性闭经（曾有月经来潮，后出现连续3个月以上无月经来潮）。

3.功能性子宫出血

应立即去医院诊治。

（二）会阴保健

1.经常保持外阴皮肤的清洁与干燥，日常要做好身体的清洗护理工作。在健康的状态下，一般每天用清洁的温水冲外阴部1次，再用干净的毛巾擦干。在正常状况下，阴道内不需要清洗，因为阴道内有许多有益菌，同时白带有维持清洁的功能，在没有感染的情况下常做阴道内冲洗，可能会增加细菌及真菌感染的机会。

2.平时如厕后，应由前往后擦拭干净，避免将细菌从肛门带到阴部。

3.如果发现分泌物有异味，或是颜色发生改变，外阴出现红肿热痛、瘙痒等不舒服的症状，最好尽快就医，以免耽误病情。

（三）乳房保健

1.重视乳腺的自我检查。若出现乳腺疼痛或发现可疑肿物、乳头溢液（凹陷）、脱屑、皮肤改变或腋窝下不明原因肿物等，应及时到乳腺专科就诊，明确诊断，避免延误病情。

2.定期接受乳腺专科医生的检查，尤其是有乳腺癌家族史者，更应注意乳腺的保健，每半年接受1次专业的乳腺检查。

3.选择质地柔软舒适、大小适宜的文胸保护乳房，防止下垂，避免外伤。

三、性行为保健

性行为是人的本能的生理需求，但受到社会环境、心理、遗传、疾病等因素的影响。掌握性行为健康常识，正确认识性生活，有益于身心健康。大学生的主要任务应以学业为主，加之未来生活不确定，男女双方的感情基础不稳定，故两性关系应谨慎。

过早地发生性行为，除易消耗精力，导致劳倦过度，还会导致不孕不育。又因担心怀孕等情绪，易导致精神压力过大，影响正常的学习和生活。对女性来说，意外怀孕对身心的伤害更大，流产很可能导致不孕。

另外要提到的一点是，"手淫"是一种性欲望的宣泄，只要适度，一般是无害的。

四、避孕原理与方法

（一）避孕原理

主要通过抑制卵子生成和排卵，阻断卵子与精子的结合，改变子宫环境，防止受精卵着床，从而起到避孕的作用。

（二）避孕方法

常用的有口服避孕药、男用避孕套和女用阴道隔膜。

第三节　意外怀孕与人工流产

一、意外怀孕

如果避孕失败，极有可能发生意外怀孕，进而引发一系列问题。

（一）孕育过程

性成熟的女性在排卵期，都有一个成熟的卵子排出，排出的卵子可存活24～48小时。健康的男性一次射精可释放2亿～5亿个精子。精子在到达输卵管的过程中会有损失，最终能接近卵子的精子仅有200个左右，最后使卵子受精的精子一般只有1个。成熟的精子与卵子互相结合，成为一个新的细胞，称为受精卵，这一结合的过程称为受精。这是孕育的开始。

受精卵开始进行有丝分裂的同时，借助输卵管蠕动和纤毛推动，向子宫腔方向移动，并形成早期囊胚。约在受精后第4日，早期囊胚进入子宫腔，在子宫腔内继续分裂发育成晚期囊胚。在受精后第6～7日，晚期囊胚透明带消失之后开始着床。

经过10个月的时间（约持续280天），胎儿在女性体内发育成长，然后进入分娩。分娩时，由于子宫平滑肌周期性收缩（即宫缩）和腹压作用，可使羊膜、绒毛膜破裂，羊水流出，最后娩出胎儿。

（二）早孕识别

1.停经：是怀孕早期最早、最重要的信号。如果月经延期10天以上，应疑为怀孕；如果2周以上，建议到医院检查。

2.早孕反应：①怀孕6周以后出现头晕、乏力、嗜睡、对气味敏感、恶心、呕吐、胃肠道反应等。②排尿次数增多，阴道分泌物增多。③乳房变化。

3.基础体温变化：排卵前体温较低，排卵后体温升高。如果月经到末期，体温升高不再下降，并维持18天以上，这时怀孕的可能性更大。

4.B型超声波检测。

5.血、尿妊娠试验检测。

二、人工流产

妊娠3个月内采用手术或药物方法终止妊娠称为早期妊娠终止，也可称为人工流产，用来作为避孕失败意外妊娠的补救措施。人工流产可分为手术流产和药物流产两种方式。常用的方法有负压吸引人工流产术、钳刮人工流产术和药物流产术。

流产后注意事项：按时随访；禁止同房、盆浴1个月；适当活动；休假两周。

妊娠早期做人工流产的危险性和副作用较少，流产后应做好避孕，尽量避免再次人工流产。

第四节　性传播疾病

性传播疾病（STD）是由性接触、类似性行为及间接接触所感染的一组传染性疾病。目前我国重点防治的常见性传播疾病包括梅毒、淋病、软下疳、性病性淋巴肉芽肿、非淋菌性尿道炎、艾滋病（获得性免疫缺陷综合征）、尖锐湿疣和生殖器疱疹。性传播疾病的传播途径主要有以下5种方式：直接性接触传染、间接接触传染、胎盘产道感染、医源性传播、日常生活接触传播。

一、艾滋病

艾滋病（AIDS）全称"获得性免疫缺陷综合征"，是感染人类免疫缺陷病毒（HIV）后导致免疫缺陷，并发一系列机会性感染及肿瘤，严重者可导致死亡的综合征。1983年，人类首次发现HIV。1985年6月，北京协和医院首先报告中国境内第一例艾滋病患者，其发病5天后死亡。目前，艾滋病已成为严重威胁人类健康的公共卫生问题。

（一）传播途径

HIV在感染者和患者的血液、精液、阴道分泌液中含量最高，而在尿液、粪便、眼泪、唾液、乳汁中含量较低。

1.性接触传播

与已感染者发生无保护的性行为；与他人共用被感染者使用过的、未经消毒的注射工具，消毒不严密的医疗器械；输血、血液制品及人工授精、皮肤移植和器官移植亦是非常重要的HIV传播途径。

2.母婴传播

在怀孕、生产和母乳喂养过程中，感染HIV的母亲可能会传播给胎儿及婴儿。

3.一般性接触

包括吃饭、饮水、握手、共用办公室、公共交通工具、娱乐设施等不会发生传播，除非双方有皮肤黏膜破损。

（二）传染源

HIV感染者和艾滋病患者是本病的唯一传染源。

（三）易感人群

人群普遍易感。高危人群包括男性同性恋者、静脉吸毒者、与HIV携带者经常有性接触者、经常输血及血制品者、HIV感染母亲所生婴儿。

（四）症状

1.原因不明的长期发热（1个月以上）。

2.排除其他原因的消瘦（体重减轻10%以上）。

3.迁延不愈的长期腹泻（1个月以上）。

4.口腔真菌感染不愈。

5.全身淋巴结肿大并可发生卡波西肉瘤。

6.出现神经系统占位性病变等。

HIV血清抗体检测阳性，并出现上述6个症状中的1个，即可明确诊断。

（五）预防

HIV感染后，一般3个月左右可产生抗体。潜伏期为5～8年，发病后存活期一般为3年。无特效药物，无接种疫苗，主要是加强健康教育，预防被传染。

1.传染源的管理

（1）高危人群应定期检测HIV抗体，发现感染者应及时上报，并应对感染者进行HIV相关知识的普及，以避免传染给其他人。

（2）感染者的血液、体液及分泌物应进行消毒。

2.切断传播途径

（1）洁身自爱，遵守性道德，保护自己与他人。

（2）采取安全的性行为（使用安全套），有效防止性病，可大大降低感染HIV的可能。

（3）不到非正规医院进行检查及治疗。

（4）不与他人共用一把剃须刀、牙刷、注射针头。

（5）避免不必要的输血及使用血制品，严禁使用未经卫生检疫的进口血液和血液制品

（6）严禁注射毒品，尤其是共用针具注射毒品。

3.保护易感人群

（1）提倡婚前、孕前体检。对HIV阳性的孕妇应进行母婴阻断。

（2）如果不慎被HIV阳性者的分泌物污染的针具扎到，应立即向远心端挤压伤口，尽可能挤出损伤处的血液，再用肥皂液和流动的清水冲洗伤口；污染眼部等部位黏膜

时，应用大量生理盐水反复进行冲洗；用75%酒精或0.5%碘伏对伤口局部消毒，尽量不要包扎。然后立即请感染科专业医生进行危险度评估，决定是否进行预防性治疗。

二、淋病

淋病是由淋病奈瑟球菌所致的泌尿生殖系统化脓性炎性疾病。本病主要通过性交传染，发病率高，潜伏期短，易于传染和重复感染，可造成短期内病例成倍增加，易于出现并发症及后遗症，应引起足够的重视。淋病是性传播疾病中最常见的一种，占我国性病总数的50%以上。

（一）传播方式

淋病主要通过性接触传染，由于性乱或配偶一方感染淋病而造成双方感染，绝大多数患者在1周内有不洁性交史。其次为非性接触传染，如新生儿经过患淋病母亲的产道时，可引起新生儿淋菌性眼病。

（二）症状

尿频、尿急、尿痛、尿道有脓性分泌物。实验室检查可查出淋病奈瑟球菌。

1.男性患者如不及时治疗，可上行蔓延至尿道引起前列腺炎、附睾炎等，最终导致不育。

2.女性患者多数初期表现不明显，或比男性症状轻微，但主要侵犯女性生殖系统，如尿道炎合并淋菌性子宫颈炎、子宫内膜炎、输卵管炎等，可导致盆腔炎，由此引起不孕症。

（三）治疗

1.治疗方案：及时、足量、规则用药；针对不同的病情采用相应的治疗方法；追踪性伴侣，同时治疗；治疗后密切随访。

2.治疗期间禁止性生活，注意隔离；污染物如内裤、浴巾及其他衣物等应煮沸消毒；分开使用洗浴用具；禁止与婴幼儿、儿童同床、同浴。

（四）预防

1.洁身自好，防止不正常的性行为，严禁嫖娼及同性恋。

2.养成良好的个人卫生习惯。

3.对已发生淋病者，其日常用品应消毒处理。对其配偶亦应按正规淋病治疗原则处理。

第八章　简易中医养生方法 ▷▷▷▷

中医的一些疗法对人体具有非常好的保健治疗作用，如推拿、刮痧（鍉圆针系统痧疗）、拔罐、针灸、足疗等，大学生可根据自己的身体状态选择使用，或通过学习无痛无创的方法互助保健养生。

第一节　中药养生

中药分为寒、热、温、凉四性（四气），辛、甘、酸、苦、咸五味。中药的运用有着许多的讲究，强调的是补泻得宜，用药对证施治。

中药养生在我国有着悠久的历史，其安全稳定的疗效深受大众的喜爱。中药养生要根据自己的身体功能状态筛选配方。

中药养生应注意以下几点。

一、注意药物毒性

"是药三分毒"，服用中药的药量、用法、煎制方法、火候都需注意。

二、区分药性

寒性、凉性药物能够减轻热证，如板蓝根、蒲公英适用于发热、口渴、咽痛等，具有清热解毒的作用。温性、热性药物能够减轻或消除寒证，如小茴香、干姜对于腹部冷痛、四肢冰凉等，具有温中散寒的作用。

三、区分药味

辛味的药物一般具有发散、行气、行血等作用，多用于治疗表证、气血瘀滞。甘味的药物一般具有补益、缓和药性、缓急止痛等作用，多用于治疗虚证、调和药物。酸味的药物一般具有收敛固涩的作用，多用于体虚多汗、久泻久痢、肺虚久咳、尿频遗尿、遗精滑精等。苦味的药物一般具有泻下、降逆止咳、泻火、燥湿等作用，用于治疗大便不通、咳喘、火热证、湿热证、寒湿证。咸味的药物一般具有软坚散结、泻下的作用，用于痰咳、瘰疬、瘿瘤等。

四、药膳选择

药膳是中药养生的重要组成部分，将食物和药物巧妙结合，在享受美食的过程中达到防病治病、强身健体的效果。药膳的选择可参考饮食养生的相关内容。

温馨提示：无论是中药饮片或中成药，都需在医生的指导下使用。

第二节　推拿按摩养生

运用推拿按摩的方法，刺激经络腧穴，以调和气血，旺盛代谢，保持机体阴平阳秘的和谐状态。下面介绍一套容易操作的推拿按摩方法，经常操作，可镇静安神、疏通气血、消除疲劳。

第1步：揉太阳

以中指或食指揉太阳穴（眉梢与外眼角之间，向后约一横指的凹陷处）100次。

第2步：揉印堂

以中指或食指揉印堂穴（两眉头中间处）100次，可镇静安神、活络疏风。

第3步：揉百会、四神聪

以手指揉百会、四神聪（位于头顶部，当百会穴前后左右各1寸，共4个穴位）各100次。

第4步：轻击头部

两手五指微屈呈梅花状，以两手指端上下交替轻击头部，五指应同时触及100次，可安神养脑、疏通气血。

第5步：叩头部

两手相合，五指微屈，用小指侧叩击头部100次，可消除疲劳、疏通经络。

第6步：搓胆经

以两手除拇指外的其余四指分别搓两耳上部胆经循行部位（即耳以上的侧头部）100次，可疏通经络、行气活血。

第7步：揉风池

以指揉风池穴（颈后发际凹陷中，即胸锁乳突肌与斜方肌上端之间的凹陷处）100次，可明目开窍、镇静安神。

第8步：拿颈项

沿膀胱经颈部循行部位，从上向下，拿揉6次，可镇静止痛、开窍提神。

第9步：按揉合谷

按揉合谷（手背第1、2掌骨之间约平第2掌骨中点处）100次，可疏风解表、镇静止痛。

第10步：拿捏上肢

拿捏上肢5次，可镇静止痛、开窍提神。

第11步：捻指关节

以拇指和食指捻另一侧手指2～3分钟，可舒筋通络，强化手指功能。

第12步：揉膻中

以指揉膻中穴（胸部前正中线上，平第4肋间，相当于两乳头连线的中点）100次，可宽胸理气、补益心肺。

第13步：擦胸部

首先以小鱼际直擦胸部任脉，即胸部正中线，以透热为度（患者自觉局部有温热感），其次由膻中斜擦向两侧肩部，再横擦胸部，均以透热为度。本法可宽胸理气、温通经络。

第14步：揉气海

气海穴位于前正中线，脐下1.5寸，为任脉的强壮穴，也是人们常说的丹田所在之处。经常按摩此穴，有助于防治精力减退，延年益寿。

第15步：叩拍下肢

两侧各拍3次，可舒筋通络、行气活血。

第三节　足疗养生

"树枯根先竭，人老脚先衰。"脚对人体有重要的养生保健作用。足疗是一种非药物疗法，包括足浴和足底按摩，是以温热刺激、按摩病变器官或腺体的反射区，通过促进血液循环，加速机体新陈代谢；调节神经系统功能；疏通经络气血，解除病痛；调节和恢复人体脏腑功能，使失调、病变的脏腑功能得以重新修复和调整，从而达到防病、治病、保健、强身的目的。

足疗养生，就不可避免要了解足反射区。什么是反射区呢？足底有丰富的神经末梢，通过这些神经末梢，信息和能量从身体所有器官和部位反射到足底的一定区域，即反射区。反射区是神经聚集点，与身体各器官相对应。每个器官在足底部都有一个固定的反射位置。当身体的某个脏器或体表的某处发生病变，大都会在相应反射区出现反应。

我们通常所接触的足底按摩主要是用手直接或间接施力于足底反射区，运用各种手法给足底一定的疼痛刺激，通过反射区的作用纠正身体相应器官的不正常状态，从而达到治疗保健的目的。用手按摩比较灵活，可以根据不同人对疼痛的耐受度来调节施力的大小，可以自我按摩，也可以互相按摩。直接按摩主要靠手来施力，而且要求达到一定的刺激强度，因此操作起来比较累，需要一定的力量与耐力。间接按摩常借助一些器具，如按摩棒等，相对来说，减轻了手的用力，比较轻松一些。也可取坐位或站位，在足底某反射区位置垫一块鹅卵石，通过上下小幅度的蹋脚运动，一起一落，使鹅卵石对脚产生按摩刺激作用。其他如药物泡脚、热水烫脚、运用电磁仪器刺激等，也都归入足底按摩的范畴。

下面介绍一套简便效佳的足底按摩操作方法，其要诀为洗、触、按、搓、温、走。

【操作】

1. 洗——脚是人之底，一夜一次洗

要养成每晚睡前温水泡脚的习惯。温水洗脚既能清洁双足，又能保持足温，防止寒从脚底入侵，亦能促进末梢血液循环，保证人体新陈代谢功能的正常运转，达到健脑安神、补肾健体、缓解高血压、防治失眠、消除疲劳、恢复健康的效果。

洗脚有很大的学问，开始时水不宜过多，浸过脚趾即可，水温在42～50℃。浸泡一会儿后，再逐渐加温热水至踝关节以上，水温保持在50～60℃。同时两脚不停地活动，相互搓动或用双手搓揉。每次持续20～30分钟。

2. 触——触脚自诊病，防患于未然

经常用手指触摸双脚的各个部位，如触摸到皮下组织有结节、硬块或水疱样感觉，且感到疼痛时，说明该处所对应的内脏器官已发生病变或功能不正常，应及时诊治，千万不可掉以轻心。

3. 按——按摩病灶区，祛病又健康

在有结节、硬块且感疼痛的部位以适当的力度进行按摩刺激，使结节逐步消失，痛感逐步减轻或消除，经络逐步疏通，阴阳就会相对趋于平衡，疾病隐患消除。

4. 搓——经常搓涌泉，百病不沾染

经常搓揉足心的涌泉穴可强身健体。涌泉穴是保健要穴之一，是人体足少阴肾经之井穴，水之源泉，为肾经的起点，也是反射疗法中肾脏在足底的反射区。经常按搓涌泉穴，能使肾精充足，耳聪目明，发育正常，精力充沛，健体消疾。

5. 温——寒从足下生，温足保太平

"诸病从寒起，寒从足下生。"足部远离心脏，血液供应少，所以忽视腿脚的保暖，易伤风感冒。经常保持双脚的适当温度是预防疾病从足底入侵必不可少的一环。秋冬时节，阳虚耐寒力差者一定要注意足部的保暖。

若脚尖发凉，一般多为头部疾病，如头痛、头胀、失眠、脑部供血不足等；若是足

跟部冰凉，多为肾虚症状；若全足冰凉，多属下肢循环欠佳，为气血两虚的征兆。足部保温的方法常采用揉搓法、温水泡洗法、运动双足法。

6. 走

走路可以刺激按摩足底的脏腑反射区，疏通经络气血。

【注意事项和禁忌证】

1. 按摩前必须剪短指甲并洗净双手，为了避免损伤皮肤，应在皮肤表面涂润滑油。对大部分的按摩部位来说，需要注意要沿向心方向按摩，强度应从轻到重，逐渐增加压力。

2. 按摩后半小时内，饮温开水500mL（肾脏病者不要超过150mL），以利于代谢废物排出体外。

3. 女性月经或妊娠期间应避免足疗，以免引起出血过多或影响胎儿健康；脑出血、内脏出血及其他原因所致的严重出血者不能使用足疗，以免引起更大的出血。高热、极度疲劳、衰弱、长期服用激素者均不宜足疗。

第四节　刮痧养生

刮痧是传统的自然疗法之一。传统的刮痧疗法是用水牛角、木鱼石等制成的刮痧板，蘸食用油、凡士林、白酒或清水，在皮肤相关部位刮拭，造成皮肤表面出现瘀点、瘀斑或点状出血，改善人体气血流通状态，以达到疏通经络、活血化瘀之目的。

刮痧疗法历史悠久，起源于旧石器时代，人们患病时，出于本能地用手或石片抚摩、捶击身体表面的某一部位，有时竟然能使疾病得到缓解，逐步形成了点刮按揉体表治病的方法。至清代，刮痧疗法日益引起人们的重视。近几十年来，刮痧疗法的应用更加广泛，不仅用于治疗、预防各种疾病，而且在保健美容方面的应用也得到普及。

【操作】

1. 术前准备

（1）询问病情：详细询问病情，明确临床诊断，以确定是否属于刮痧适应证，有无禁忌情况。

（2）准备好刮痧用具，包括刮痧器具、介质、面巾纸和消毒棉签。刮痧器具种类较多，材质各异。凡是边缘圆钝、质地较硬、不会对皮肤造成意外损伤的物品都可用来刮痧，如汤匙、瓷碗边、梳子背儿等都是就地取材的工具。但是选用痧疗专用医疗器械——鍉圆针定量痧疗器则刮拭部位更精准，无痛无创，易于清洁消毒，避免交叉感染。

（3）检查用品：进行操作前，检查刮痧器具是否洁净，边缘是否有裂口，刮痧疏经活血剂、75%酒精等是否准备好。

2. 选择体位

患者的体位是否得当直接关系到刮痧的治疗效果。刮痧治疗一般采用的体位有以下几种。

（1）俯伏坐位及坐位：适于头部、颈部、背部、上肢、下肢前外侧部。

（2）仰靠坐位：适于胸部、腹部、下肢内侧、前侧部。

（3）站立及前俯站立位：适于背部、腰部、下肢后侧部。

3. 选择手法

手法包括补刮法、泻刮法、平补平泻刮法，主要根据刮痧的力量和速度来区分。刮拭按压力小、刮拭速度慢、刺激时间较长为补刮法。刮拭按压力大、刮拭速度快、刺激时间较短为泻刮法。平补平泻法有3种：一是按压力大，刮拭速度慢；二是按压力小，刮拭速度快；三是按压力中等，刮拭速度适中。

4. 施术

（1）暴露待刮痧的皮肤。

（2）在刮拭的皮肤上涂抹刮痧介质。

（3）刮拭部位：头部、颈部、背部（胸椎部、腰椎部、骶椎部）、胸部、腹部、上肢（内侧、外侧）、下肢（内侧、外侧、后侧）。

根据身体功能状态需要选择不同的部位。

5. 刮痧时间

用泻刮法或平补平泻刮法进行刮痧，每个部位一般刮拭时间为3～5分钟；用补刮法，每个部位刮拭时间为5～10分钟。通常一次选3～5个部位。对一些不出痧或出痧较少者，不可强求出痧，而应根据个体的年龄、病情、体质等因素灵活掌握刮拭时间。

6. 刮痧次数

两次刮痧的时间间隔以痧点、痧斑消退为准。一般3～5次为一疗程。

7. 刮痧后的处理

刮痧后一般不进行特殊处理，用干净纸巾或毛巾将刮痧介质拭干即可。

刮痧的异常反应及处理：如在刮痧过程中，出现头晕、目眩、心慌、出冷汗、面色苍白、四肢发冷、恶心欲吐或神昏仆倒等现象，应及时停止刮拭，迅速让患者平卧，取头低脚高位，并让其饮用1杯糖开水，注意保暖。然后用刮痧板刮拭患者的百会穴、人中穴、内关穴、足三里、涌泉穴。一般情况下，患者很快恢复正常。

【注意事项】

1. 刮痧治疗时应注意室内保暖，尤其是在冬季应避寒冷与风口。夏季刮痧时，应回避风扇直吹刮拭部位。

2. 出痧后4小时内忌洗澡。

3. 晕刮者，随时注意观察其面色和全身情况。

4. 前一次刮痧部位的痧斑未退之前，不宜在原处进行再次刮拭出痧。

5. 凡对一些关节、手指（脚趾）、头面等肌肉较少、凹凸较多部位，不宜用力刮拭，避免挫伤皮肤和皮下组织。

6. 刮痧后饮1杯热水，不但可以补充消耗的水分，还能促进新陈代谢，排出代谢产物。

7. 出痧不是刮拭的目的。刮痧手法正确，则无痛无创，舒适健康。刮拭过程疼痛且大量出痧，是施术者没有掌握刮痧要领。错误的手法造成了患者皮下组织损伤，因此，刮痧治疗不可过分追求痧的出现。另外，室温较低时亦不易出痧。出痧多少与治疗效果不完全成正比。对不易出痧的病症和部位只要刮拭方法和部位正确，就有治疗效果。

【禁忌证】

1. 有出血倾向的疾病，如血小板减少症等，不宜刮痧。

2. 新发生的骨折患部不宜刮痧，须待骨折愈合后可在患部行补刮法。外科手术瘢痕处亦应在两个月后方可局部刮痧。恶性肿瘤患者术后瘢痕局部慎刮。

3. 原因不明的肿块及肿瘤部位禁刮。

4. 女性月经期下腹部慎刮，妊娠期下腹部禁刮。

附：鍉圆针系统痧疗

鍉圆针系统痧疗是胡广芹以中医理论特别是经络腧穴理论为指导，结合人体解剖学、生理学、生物力学原理，吸收借鉴员针、鍉针、新九针、刮痧、拔罐、推拿按摩、点穴、针刺、针刀等外治技术手法之优势，应用新材料、新工艺对操作工具进行改进，并创新操作手法，而提出的全新理念和技法。临床实践和研究表明，这一疗法在应用过程中，器具和操作能够标准化，易学易操作，无痛无创，安全环保，见效快，患者体验感好，能用最少的资源解决药物和手术刀等解决不了的健康问题，性价比高。

【基本工具】

1. 鍉圆针系统痧疗器具

鍉圆针系统痧疗目前常规使用SL-1型刮痧器（鍉圆针定量痧疗器），一套共有13个规格。

（1）1号刮痧器（SL-1-1型）（图2）

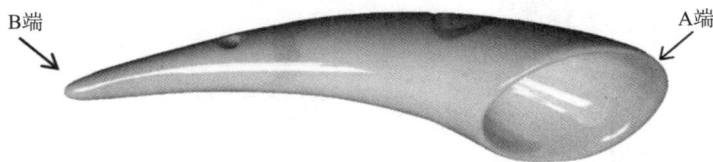

图2 1号刮痧器（SL-1-1型）

（2）2号刮痧器（SL-1-2型）（图3）

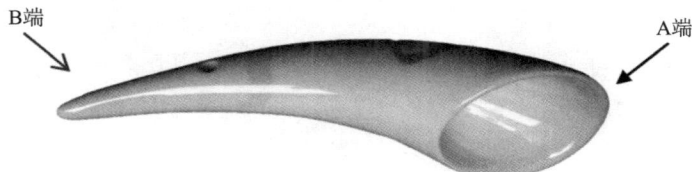

图3 2号刮痧器（SL-1-2型）

（3）3号刮痧器（SL–1–3型）（图4）

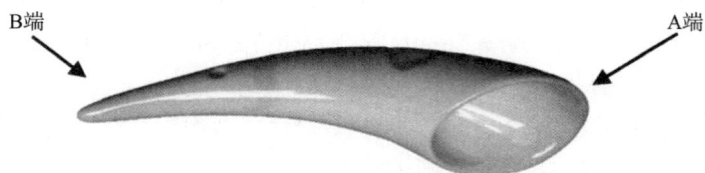

图4　3号刮痧器（SL–1–3型）

（4）4号刮痧器（SL–1–4型）（图5）

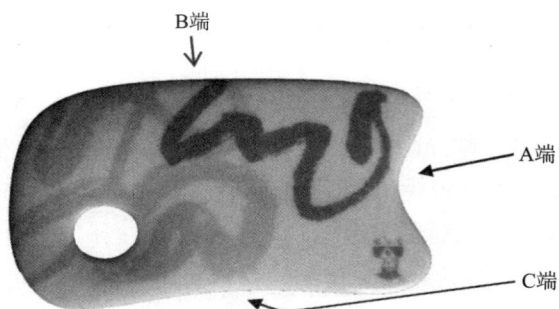

图5　4号刮痧器（SL–1–4型）

（5）5号刮痧器（SL–1–5型）（图6）

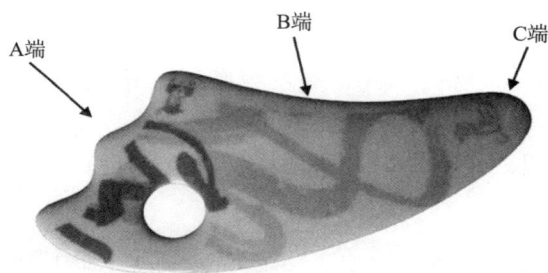

图6　5号刮痧器（SL–1–5型）

（6）6号刮痧器（SL–1–6型）（图7）

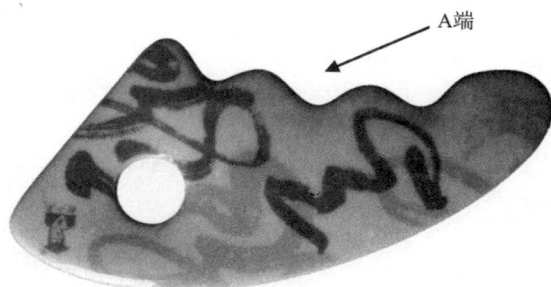

图7　6号刮痧器（SL–1–6型）

（7）7号刮痧器（SL-1-7型）（图8）

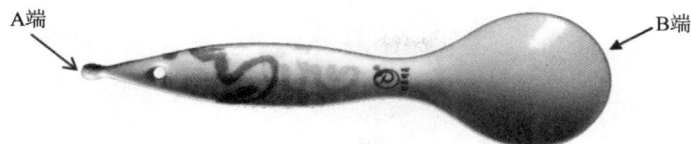

A端　　　　　　　　　　　　　　　　　　　　　　　B端

图8 7号刮痧器（SL-1-7型）

（8）8号刮痧器（SL-1-8型）（图9）

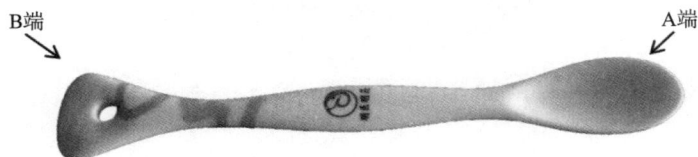

B端　　　　　　　　　　　　　　　　　　　　　　　A端

图9 8号刮痧器（SL-1-8型）

（9）9号刮痧器（SL-1-9型）（图10）

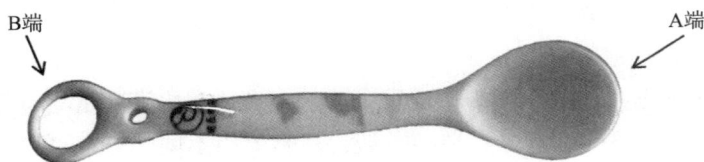

B端　　　　　　　　　　　　　　　　　　　　　　　A端

图10 9号刮痧器（SL-1-9型）

（10）10号刮痧器（SL-1-10型）（图11）

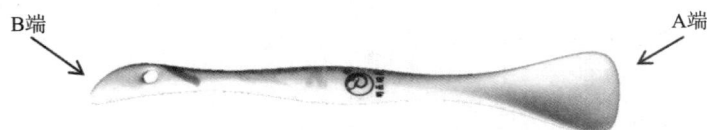

B端　　　　　　　　　　　　　　　　　　　　　　　A端

图11 10号刮痧器（SL-1-10型）

（11）11号刮痧器（SL-1-11型）（图12）

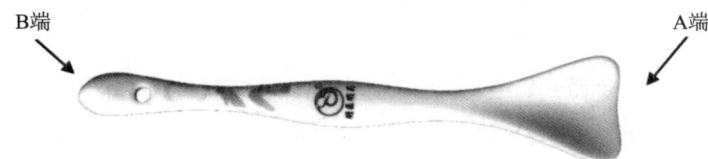

B端　　　　　　　　　　　　　　　　　　　　　　　A端

图12 11号刮痧器（SL-1-11型）

（12）12号刮痧器（SL-1-12型）（图13）

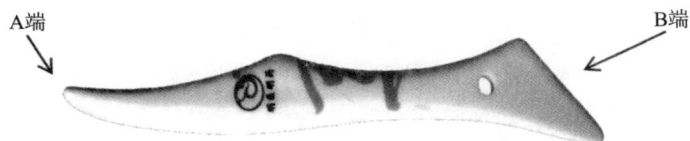

A端　　　　　　　　　　　　　　　　　　　　　　　B端

图13 12号刮痧器（SL-1-12型）

（13）13号刮痧器（SL-1-13型）（图14）

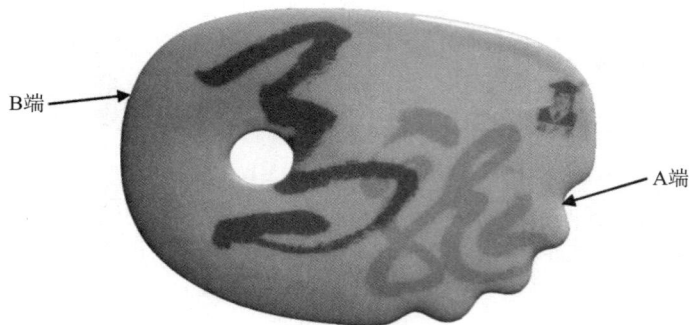

B端

A端

图14　13号刮痧器（SL-1-13型）

2.使用方法

使用刮痧器前，首先要检查刮痧器边缘有无破损，再将刮痧器清洗、消毒。消毒应符合医院卫生消毒标准的规定。

术者在刮痧前，应先洗净双手，并对手指消毒，对患者需刮拭的部位皮肤进行消毒处理后才可刮痧。

操作前，应根据人体解剖结构，选用合适的刮痧器及边缘刮拭相应部位。

（1）1号、2号、3号刮痧器：造型类似，只是大小不同，A端可用于刮拭肌肉较为丰厚的部位，如背部、腹部及四肢等处，B端可用于点、按、揉穴位，常用于任督通脉刮痧、六腑刮痧。

（2）4号刮痧器：4号刮痧器A端凹缘可用于脊柱等凸起处，B端可用于肌肉丰厚、平坦或稍凹部位的刮拭，C端可用于肌肉丰厚、稍隆起部位的刮拭，常用于任督通脉刮痧、六腑刮痧。

（3）5号、6号刮痧器：5号、6号刮痧器A端齿状缘可用于头部、手指、脚趾等部位刮拭；5号刮痧器B端凹缘可用于颈部、面部等部位刮拭，C端可用于拨筋，常用于中医美容刮痧。

（4）7号刮痧器：7号刮痧器B端（勺端）可用于颈、肩、背部等部位刮拭，A端（球端）可用于各穴位的点按、弹拨，常用于任督通脉刮痧、中医美容刮痧等。

（5）8号、9号刮痧器：8号、9号刮痧器A端可用于肩胛部、各关节部、四肢部、脸部等肌肉较薄部位的刮拭；9号刮痧器B端可用于包块、脓点的挤压，常用于中医美容刮痧。

（6）10号、11号刮痧器：10号、11号刮痧器A端可用于肌肉较少部位，如脸部等的刮拭，10号刮痧器B端可用于眼睑部、迎香穴等较为狭窄的凹部刮拭。

（7）12号刮痧器：12号刮痧器A端尖锐端可用于头面部穴位的点、按、揉等，B端可用于头面部刮拭。

（8）13号刮痧器：13号刮痧器A端常用于乳房部位从乳根至乳头沿乳腺管的聚焦线刮法；B端用于乳根周边部位的旋转刮法。

鍉圆针系统痧疗的介质：根据患者身体功能状态，主要选用具有舒缓、舒荣、舒爽、舒静、玉肌等不同功能的刮痧介质，主要有油类（刮痧油）和乳剂（刮痧乳）两种剂型。

【操作】

1.基本操作手法

（1）根据力量大小分类，分为轻刮法和重刮法。

（2）根据移动速度分类，分为快刮法、中速刮法、慢刮法、颤刮法。

（3）根据刮拭方向分类，分为直线刮法、弧线刮法、逆刮法、旋转刮法、聚焦线刮法、螺旋线刮法。

（4）根据刮拭位移长宽度分类，分为长线法、短线法、丫线法。

（5）根据刮拭局部面积和力度分类，分为点按法、点压法、点刺法、点揉法、团揉法、弹拨法、梳经法、空叩法、啄木法、摩擦法、滚摩法。

（6）根据使用器械温度分类，分为点焠法、温熨法、凉抹法。

（7）面部常用手法有抹刮法、点振法。

（8）特殊手法包括蝶飞法、揪痧法、挑痧法。

2.补泻手法

鍉圆针系统痧疗补泻作用手法的选择及通调原则的制定，主要是根据患者的证情之虚实和邪气之盛衰，从而有针对性地施行补、泻、平补平泻之法，以使病愈。

补法刮拭点按压力小，速度慢，频率低，动作轻柔，有调和气血、健脾和胃、温中益气、疏通经络等作用。泻法刮拭按压力大，速度快，频率高，有温经止痛、活血化瘀、泄热凉血、开窍醒脑、祛瘀消肿、祛风散寒等作用。平补平泻法又称平刮法，有3种刮拭手法：第一种为按压力大，速度慢；第二种为按压力小，速度快；第三种为按压力中等，速度适中。3种手法根据患者体质而灵活选用，有疏经活络、平衡阴阳等作用。

3.基本操作原则

临床应根据患者的病情、体质、体重、年龄、性别、耐受力及操作部位的差异，进行选经取穴施治，同时要灵活掌握体位及刮、点、按、拨的方向、力度、幅度等刺激量。

操作部位原则是先头面后手足，先胸腹后背腰，先上肢后下肢，逐步按顺序刮拭。

手法先轻后重，先刮后拨，根据病位深浅及病情轻重辨证进行刮、点、按、拨、拔或针药结合。

4.疗程要求

外感类疾病，一般1～3次为1个疗程。内伤类疾病，1～2次/周，10～15次为1个疗程，休息2～3日后再进行下一疗程。面部疾病及痹证不出痧手法操作，每日1～3次，10日为1个疗程；慢性消耗性疾病痊愈后需要巩固1～2个疗程。季节性疾病在发病季节来临之前1～2周开始刮痧，有一定预防复发的功效。亚健康保健需要每个月1～2次。

5.操作后及异常情况处理

操作后及异常情况处理见刮痧养生。

【注意事项及禁忌证】

鍉圆针系统痧疗的注意事项及禁忌证见刮痧养生。

第五节　拔罐养生

拔罐是一种以罐为工具，排去其中的空气产生负压，使其吸着于皮肤，造成瘀血现象的一种疗法。拔罐有调整人体的阴阳平衡、解除疲劳、增强体质的功能。其操作简单、方便易行，是常用的防病养生方法。拔罐的主要方法有留罐法和走罐法

一、留罐法

【操作】

1. 根据施术部位的面积大小、患者的体质强弱及病情选用适宜的罐具等。先将罐消毒擦干，再让患者舒适地躺好或坐好，露出要拔罐的部位。

2. 一只手持罐，另一只手拿着火的探子，将探子在罐中晃几下后撤出，然后将罐迅速放在治疗的部位。

3. 拔罐操作要领：操作要迅速，火还在燃烧时就要将罐口紧扣在患处，不能等火熄灭，否则罐口吸附太松，不利于吸出湿气。要有罐口紧紧吸在皮肤的感觉为佳，同时注意防止罐口边缘烧热烫伤。

4. 一般10～15分钟后可将罐取下。起罐时不要强行扯罐，不要硬拉和转动。应一手握住罐体，将其倾斜，另一手压住罐口边缘处皮肤，轻轻一掀，气体进入罐内，顺势将罐取下。

【注意事项】

1. 拔罐时要根据所拔部位的面积大小而选择适宜的罐。操作时必须动作迅速才能使罐拔紧，吸附有力。

2. 拔罐时注意不要将罐口边缘烧热，以免烫伤皮肤。若皮肤起水疱，较小者无须处理，仅敷以消毒纱布，防止擦破即可。

【禁忌证】

1.皮肤有过敏、溃疡、水肿及大血管分布部位，不宜拔火罐。

2. 年老体弱多病者，饱腹、空腹时都不宜拔罐。

3. 同一部位，不能每天拔罐；拔罐留下的瘀痕未消退前，不可再拔罐。

4. 女性月经期及出血部位，不可拔罐。

二、走罐法

走罐法是在罐口及病变部位涂适量的润滑剂，罐吸附于皮肤后，用手推动罐在病变部位来回滑动，从而使皮肤产生潮红或瘀血现象。

【操作】

1. 拔罐时先在所拔部位的皮肤或罐口上，涂一层凡士林等润滑剂，再常规操作，将罐拔住。然后用手握住罐底，稍倾斜，以罐口后半部着力，前半部略提起，循上、下、左、右方向推移，或以顺时针、逆时针方向推动。

2. 手法

（1）轻吸快推：取小号罐，闪火法吸拔，以吸入罐内皮肤高于罐外3～4mm，肤色微微潮红为度，以30cm/s的速度推行。此法吸附力轻，刺激弱。

（2）重吸快推：重吸，是指吸入罐内皮肤高于罐外8mm以上，肤色紫红；快推，走罐速度为30cm/s，用大号罐或中号罐。此法吸附力较强，刺激较强。

（3）重吸缓推：以2～3cm/s的速度走罐，使皮肤出现紫红色。腹背部选大型或中型火罐，四肢用中型或小型火罐。此法刺激强。

3. 起罐：至走罐部位的皮肤红润、充血或出现瘀斑时，将罐起下。

【注意事项】

走罐的罐口应圆、厚、平滑，最好使用玻璃罐。

第六节 耳穴养生

耳穴养生是通过对耳廓特定点的刺激来防病养生的一种方法。早在清代，被誉为长寿皇帝的乾隆就将"耳常弹"作为保健的秘诀之一。耳部的一些穴位具有特殊功效，如内分泌、便秘点、降压沟、神门等，可达到改善睡眠、增进食欲、通畅大便、平稳血压的效果（图15）。通过耳穴养生，会使人神清气爽、精力充沛、面色红润、耳聪目明，从根本上延缓自身衰老。下面介绍一套简易耳穴养生保健法。

【操作】

1. 双手食指、中指微微叉开，从耳垂处向上轻轻夹住耳郭，然后以中等速度上下摩擦10～50次。

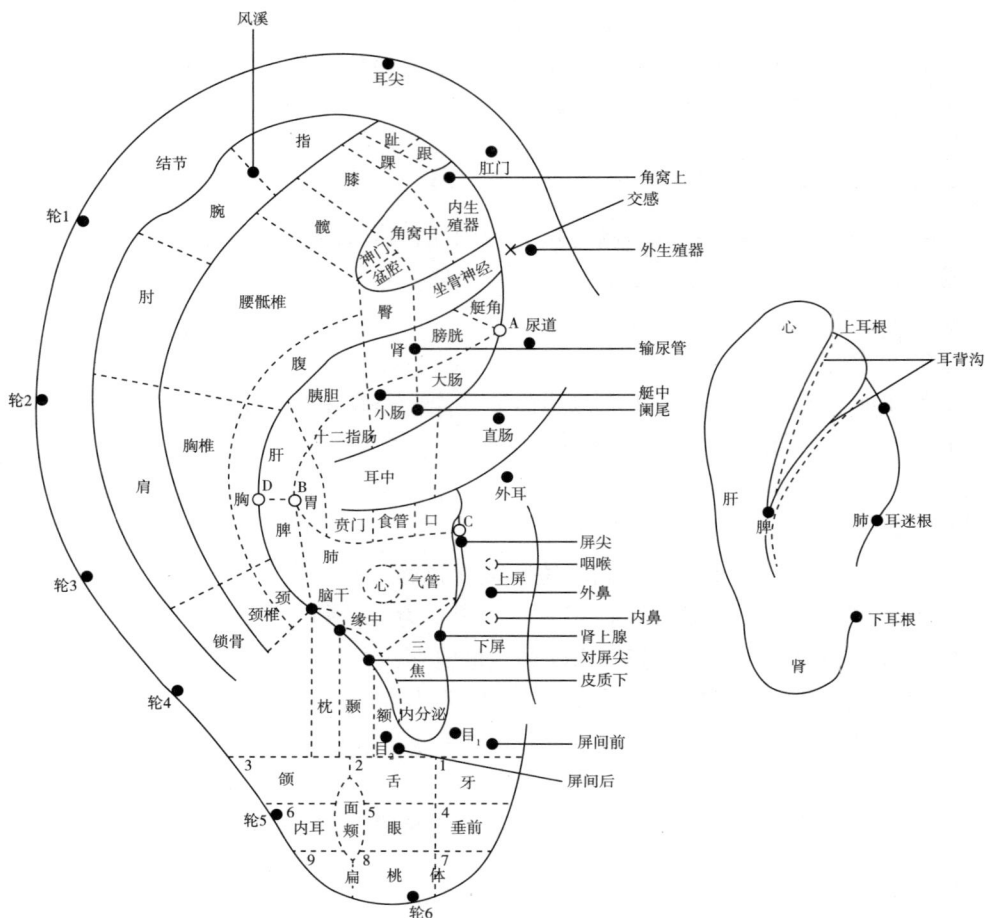

图 15　耳穴分布图

2. 双手拇指、食指指腹对合于耳朵前后，力量适中，做旋转捻揉3～5次，并依次滑动，来回往复10～50次。

3. 用拇指指腹和食指、中指的侧面，将整个耳郭夹在其间，用柔和之力向外、向上、向下牵拉及前后牵拉10余次。

4. 将拇指、食指的指腹对合在耳穴面颊区到穴点，点、揉按50次左右，可祛除面部皱纹。

【禁忌证】

1. 严重心脏病者不宜应用。
2. 严重器质性疾病及伴严重贫血者不宜应用。
3. 外耳有湿疹、溃疡、冻疮破溃等不宜应用。
4. 妊娠期妇女、有习惯性流产史者不宜应用。

第七节　灸法养生

灸，就是烧灼的意思，即将艾绒或其他药物放置在体表腧穴或病痛处，借热力和药物的作用达到治疗疾病和预防保健的目的。艾绒、艾条是最常见的灸疗材料，灯心草、桃枝、斑蝥、白芥子等也可用于灸疗。姜、蒜、盐等可作为灸疗的辅助材料。

灸法主要包括艾炷灸和艾条灸：①艾炷灸主要分为直接灸和间接灸。直接灸是将艾炷直接放在皮肤上施灸的方法；间接灸包括隔姜灸、隔蒜灸、隔盐灸等。②艾条灸是将点燃的艾条对准穴位，距皮肤2～3cm，使局部有温热感。

灸法能温通经络、散寒除湿、行气活血、强身健体，特别是在虚寒性疾病和防病保健方面应用广泛。

【操作】

1. 灸足三里

取穴膝眼下3寸，胫骨前嵴外一横指处。每周艾灸足三里穴1～2次，每次灸15～20分钟。艾灸时艾条的温度稍高一点，使局部皮肤发红。艾条缓慢沿足三里穴上下左右移动，以不烧伤局部皮肤为度。坚持2～3个月，胃肠功能可得到改善，使人精神焕发，精力充沛。

"若要安，三里常不干。"足三里是足阳明胃经的主要穴位之一，是中医十大补穴之一。它具有调理脾胃、补中益气、通经活络、疏风化湿、扶正祛邪之功能，能增进食欲，帮助消化，增强记忆力，调节心率，改善心功能，改善贫血，抗衰老，提高机体免疫力等。

2. 灸内关

取穴腕横纹上2寸，掌长肌腱与桡侧腕屈肌腱之间。操作方法同灸足三里。

内关穴是全身强壮要穴之一，络属手厥阴心包经，对心、胸、胃、神经性疾病均有效，能宁心安神、宣痹解郁、宽胸理气、宣肺平喘、缓急止痛、降逆止呕、调补阴阳气血、疏通经脉等。在日常的养生保健中，可以经常按压内关穴，能解除疲劳。俗话说："一夫当关，万夫莫开。"人体手臂上的内关穴就相当于这样一个要塞，是保护人体健康的关口。

3. 灸神阙

神阙即肚脐，取生姜1片（大小如一元硬币，厚度为0.7～0.8cm），少许盐和艾绒（注意艾绒要柔和纯净如棉，不可有杂质，否则烟大又易烫伤）。用盐将肚脐填满，其上放生姜片（姜片上扎有针孔）。将做好的圆锥形艾炷轻轻放在姜片上，点燃艾炷慢慢燃烧，烧完一炷再放一炷，一直到肚脐中的盐又黄又湿，感到犹如热水缓缓在腹中漫流。

古人说："神阙若灸至三五百壮，不唯愈病，亦且延年。"又说："凡一年四季各灸一次，元气坚固，百病不生。"现代实验研究证实，肚脐表皮的角质层最薄，皮下没有脂肪，而且血管极其丰富，能够对人体进行整体调理。神阙养生具有显著的抗衰老、调节生理功能和提高免疫功能的作用。

【注意事项】

1. 防止烫伤

施灸时艾炷要放平，防止滚动；艾条灸应不时向上或向左右移动，防止过于灼热，并时时弹去艾灰，注意勿使火星下落，以避免烫伤皮肤或烧坏被褥。

2. 灸后处理

灸治以后，被灸的局部皮肤，一般呈现浅淡的红晕，片刻自然消失，无须处理。如红晕色深，或有灼痛感，应涂油膏少许，加以保护。如局部起疱，应涂消毒油膏，并以纱布包扎，防止继发感染，一般7天左右即可自愈。

【禁忌证】

1. 在饥渴、酒醉、饱食、劳累、愤怒、惊恐、情绪不佳和剧烈运动后，禁用灸法。
2. 孕妇慎灸：禁灸腹部各穴；禁灸三阴交、合谷、肩井等活血力强的穴位。
3. 神经干表浅部分的穴位要少灸或禁灸。

第八节　贴敷养生

将中草药制剂敷贴于皮肤、孔窍、腧穴及病变局部，以治疗疾病和防病强身的方法，为贴敷法。

敷贴法具有独特的预防作用，对慢性支气管炎、支气管哮喘、过敏性鼻炎等呼吸道疾病，可采用冬病夏治之法。根据辨证选穴及药物的作用，贴敷可有多种治疗作用，同时可防病保健。

【操作】

1. 剂型的选择

散剂、糊剂、膏剂、饼剂、酊剂、丸剂。

2. 溶剂的选择

水、白酒或黄酒、醋、姜汁、蜂蜜、蛋清、凡士林等。酒调贴敷药，可行气通络、消肿止痛；水调贴敷药，专取药物性能；油调贴敷药，可润肤生肌。

3. 配方的选择

常用具有温通经络、温肺化痰、散寒祛湿、通行气血、补养阳气、增强体质等作用的药物，如姜、葱、韭、蒜、延胡索、甘遂、细辛、斑蝥、白芥子、威灵仙、吴茱萸、桑枝、石菖蒲、木鳖子、蓖麻子、皂角等。

4. 方法的选择

首先辨证选穴，根据所选穴位采取适当体位，以便完成贴敷过程。如背部腧穴多采用俯卧位或俯伏位。选取穴位后，用温水将局部洗净，或用医用酒精棉球擦净，也可在穴位上涂助渗剂，或将助渗剂与药物调和后备用。

（1）敷药：将所选用贴敷剂贴敷在所选穴位或部位上。

（2）固定：无论是糊剂、膏剂或捣烂的鲜品，均应将其很好地固定，以免移动或脱落。可直接用胶布固定，也可将纱布或油纸覆盖其上，再用胶布固定。

（3）换药：需要换药时，可用消毒干棉球蘸温水、石蜡或各种植物油，轻轻拭去皮肤上的药物，擦干后再敷新药。一般情况下，刺激性大的药物，应视个体的反应和发疱程度确定贴敷时间，一般需数分钟至数小时不等；刺激性小的药物，每隔1～3天换药1次；不需溶剂调和的药物，可适当延长换药时间。

【注意事项】

1. 使用穴位敷贴前，要详细询问，皮肤过敏者不能使用此法。

2. 穴位贴敷后加灸加热，要掌握温度，不能烫伤。温化药膏贴敷时应掌握好温度，以免烫伤或脱落。在秋冬寒凉季节，敷贴时应注意保暖，防止受寒。

3. 应注意膏剂的软硬度并及时更换，以防药膏干燥引起皮肤疼痛不适。

4. 冬病夏治腧穴贴敷即"三伏贴"，从每年夏日的初伏到末伏，一般每7～10天贴1次，每次贴3～6小时，连续3年为一疗程。"三九穴位贴敷"是在农历"一九""二九"和"三九"的第1天，通过药物对穴位的温热刺激，起到促进气血运行、抵御外邪入侵的作用。

5. 贴敷后要注意固定。夏季用胶布固定后，应防止因汗液浸润而致滑脱。对胶布过敏者，宜用绷带固定。

【禁忌证】

1. 有出血性疾病者，若使用三棱、莪术、桃仁、红花等破血逐瘀药时，应密切观察全身有无出血倾向。

2. 刺激性强、毒性大的药物用量不宜过大，贴敷时间不宜过长，且和皮肤之间应有间隔，以防产生毒副作用。对久病体弱及有严重心脏病、肝病、肾病者尤应注意这一点，以免发生发疱过大或药物中毒。

3. 颜面五官部位、大血管和肌腱处应禁敷或慎敷；妇女妊娠期间腰骶部、少腹部及一些可引起子宫收缩的穴位禁敷。

第九节　熏洗养生

熏洗是中医外治法之一，是将配制好的中草药煎汤，趁热在皮肤或患处进行熏蒸、淋洗的方法。此法是借助药力和热力，通过皮肤、黏膜作用于机体，有发汗解表、活血化瘀、通络止痛、温阳散寒、利湿消肿、改善肢体微循环、清热解毒、祛腐生肌、美容、防病保健等作用。本法由于操作简便、疗效显著而深受青睐。

熏洗有药物熏烟法、药物蒸汽熏法、药物外洗法、药浴法、药物浸渍法等，其中药物蒸汽熏法和药物外洗法是比较常用的方法。这些方法既可单独施行，又可协同使用，以加强疗效。

【操作】

1. 药物熏烟法

药物熏烟法就是将所取药物研成粗末，置于火盆或火桶中，使药物缓慢燃烧，然后将身体某一部位置于其上进行熏烤治疗；或将门窗关闭，用药物熏烤整个房间，此法多在瘟疫流行期间用于预防。也可将药物研成粉末后摊于纸上，卷成香烟状，点燃后对准身体某一部位（多为穴位），保持适当距离进行反复熏烤，以起到治疗作用，如艾灸疗法，其实为熏烟法的一种。

2. 药物蒸汽熏法

药物蒸汽熏法是很常用的方法，且多与外洗法同用，即先熏后洗。该法可取特制器皿，将中草药加水煮沸冒出蒸汽后，立即对准施术部位，边煮边熏；也可在普通砂锅中煮沸后将药汁倒入盆中，趁热熏之。在冬春感冒流行季节，在室内"熏醋"，就是一种很好的预防感冒的方法。根据所熏部位的不同，该法可有全身熏、头面熏、手足熏等。

3. 药物外洗法

将所选药物浸泡于水中，煎沸后，将药汁倒入盆中，待药汁温度适宜时，用毛巾浸透后擦洗全身或局部。该法可单独使用，但一般多与蒸汽熏法合用，即先熏后洗。外洗次数与时间可视病情和部位而定，通常每次15～30分钟，每日1～3次。

【注意事项】

1. 空腹与饱餐后均不宜药浴，一般以餐后1～2小时为宜。每次入浴时间为15～30分钟，以浴后感觉舒适为度。如熏洗过程中发现皮肤过敏或破损、心慌、胸闷，则须立即停止治疗。

2. 在药物选择、组方配伍时要坚持辨证施治的原则。熏洗方式根据具体情况灵活选择。

3. 熏洗温度要适宜，以人体能耐受为度。温度过高易烫伤，过低又会影响治疗效果。

4. 熏洗后要注意保暖，避免受寒，防止感冒。

5. 使用局部熏烟法时，防止点燃的药物炭火灼伤皮肤，烧坏衣物。居室熏烟时，点燃的药物要远离易燃物，防止火灾。

【禁忌证】

1. 感染性病灶并已化脓破溃时禁止使用局部熏洗；有过敏性哮喘者禁用香包熏法。

2. 女性孕期、产期及月经期，不宜坐浴熏洗。

3. 患有严重疾病者使用熏洗法要遵医嘱执行。

第九章　急救技术 ▷▷▷▷

大学生活丰富多彩，但一些意外也常让人猝不及防，如外伤、中毒、中暑、触电、溺水等，在遇到此类状况时，及时、科学、有效地进行必要的救助非常重要。

第一节　心肺复苏术

心肺复苏术是针对呼吸、心搏骤停者采用的最初急救措施，及时正确地实施心肺复苏术，是进行现场急救、挽救伤者生命必需的一种技术。大学生应学习和掌握心肺复苏的技能。

任何急救开始的同时，均应及时拨打急救电话，求助急救医疗服务系统。

1.辨识意识，确认心跳停止，立即呼救

遇到可疑急危重症者，在保障自己和患者安全的情况下，首先识别患者有无意识反应，如确认心跳停止，立即呼救：①迅速判断患者的意识：呼叫患者，轻拍患者的肩部。②判断患者颈动脉搏动。③若确认患者心跳停止，应立即呼救："快来人呀！请呼叫120急救！有学过急救的人吗？快来帮忙呀！"

2.胸外心脏按压

首先迅速将患者仰卧于硬板床或地上(或胸下垫胸外按压板)。

操作方法：最好跪在地面上或站在床旁，面向患者胸部，两手掌根部重叠放在双乳中间，手指向患者的左侧，伸直肘部，十指相扣，肩膀用力垂直向下按压，使胸部下降至少5cm，然后迅速放松，让胸骨完全弹回，放松时手不弹离胸壁，体外心脏按压30次，按压频率为每分钟至少100次。每做30次心脏按压后，连续吹气2次，反复交替进行。同时，每做5个周期后检查1次心肺复苏效果，每次检查时心肺复苏术不得中断5秒以上。

3.开放气道，进行人工呼吸

①心脏按压之后，将患者的头偏向一侧，清理口腔、鼻腔分泌物，取下假牙。首先抬颏仰头，开放气道。动作要点：一手掌外侧缘部位置于患者的前额，另一手食指、中指下颌上提，使下颌角与耳垂的连线和地面垂直。

②口对口要点：垫纱布在口上，操作者以拇指和食指捏住患者鼻孔，平静吸一口气，屏气，双唇包绕患者口部形成密闭腔，用力吹气，吹气时间为1～1.5秒，吹气量为500～600mL，用余光观察患者的胸廓是否抬起。人工呼吸2次后，注意观察胸廓复原情况，立即继续胸外按压。

4.判断抢救成功

抢救过程中随时观察患者的自主呼吸及心跳是否恢复。抢救成功的标志：①瞳孔：散大的瞳孔开始回缩。②面色：由紫绀变红润。③大动脉：颈动脉可以摸到搏动。④神志：神志恢复，对光有反应，手脚活动。⑤呼吸：自主呼吸出现。

抢救成功后应密切观察，等待急救人员到场；若抢救未成功则持续抢救，直到急救人员到场。

第二节　中暑急救

长时间处于高热的环境中，一旦出现头昏、头痛、口渴、出汗、全身疲乏、心慌等症状，极有可能发生了中暑，应立即进行必要的处理。

1. 立即将患者转移到通风、阴凉、干燥的地方或有空调的房间。重症者给予物理降温。

2. 使患者仰卧，解开衣领，脱去或松开外套。若衣服被汗水湿透，应更换衣服，同时打开空调（应避免直接吹风），以尽快散热。

3. 用湿毛巾冷敷头部、腋下及腹股沟等处，同时进行肌肉按摩，加速血液循环，促进散热。

4. 意识清醒者或经过降温清醒者，可饮服绿豆汤、淡盐水，或服用人丹、十滴水和藿香正气水（胶囊）等解暑，同时纠正水、电解质失衡。

5. 一旦出现高热、昏迷、抽搐等症状，应让患者侧卧，头向后仰，保持呼吸道通畅，同时立即拨打急救电话求助。

中暑的预防：避免在高温下、通风不良处从事强体力劳动。室温控制在26~28℃，室内外温差在8℃以内。高热季节要保持情绪稳定，注意膳食的调配，饮食宜清淡，多饮水。

第三节　创伤急救

创伤是因机械因素引起人体组织或器官的破坏。严重创伤常出现伤区疼痛、肿胀和功能障碍等症状，甚至发生大出血、休克等危急情况。如果遇到创伤患者，我们应该怎么处理呢？

1. 快速判断伤者情况，严重创伤时立即拨打急救电话。不要轻易搬动伤者，原地等待救援。同时防止伤者休克，保持呼吸道通畅。

2. 创口较大、出血较多时，应用干净的布加压包扎，以减少出血和污染。骨折者应将伤肢固定。

3. 一般的小伤口，无明显污染，立即用医用酒精清创、消毒，然后用创可贴贴敷即可。必要时口服抗生素。

4. 一般的软组织扭伤、挫伤，早期给予冷敷降温以减轻出血、肿胀、疼痛，1～2天可热敷，以促进瘀血吸收，加速其愈合。同时还可选用外用膏药局部贴敷，也能帮助缓解症状。

第四节　烧烫伤急救

烧烫伤是生活中常见的意外伤害，如不及时、正确地处理，会导致不良的后果。烧烫伤的处理应根据受伤程度和原因，采用不同的方法。

1. 轻微烧烫伤，需要即刻用冷自来水冲洗30分钟左右或用冷水浸洗可能完全止痛。若烧烫伤部位出现水疱，切勿弄破、撕掉疱皮，如水疱已经破损时，要注意保留疱皮，然后用75%酒精将创面和周围皮肤消毒，也可以用1%苯扎氯铵消毒，最后涂上湿润烧伤膏即可。如果水疱面积较大或水疱破溃，要及时就医，但要用干净的毛巾、被单等包敷，避免污染。

2. 当因硫酸、碱类等化学物质受伤时，需要立即脱掉衣服或剪开衣服，用大量自来水或清水冲洗，将化学物品冲洗干净，以免使组织受到严重的腐蚀。如果化学物质进入眼睛，应立即用自来水或生理盐水清洗，然后去医院处理。

3. 对严重烧烫伤者，应立即拨打急救电话，就地等待救治。若伤者口渴，可以少量多次含服淡盐水，但不要在短时间内饮用大量的白开水，以免引发脑水肿和肺水肿等并发症。如果是四肢外伤，尽量保持高于心脏的位置，以减轻水肿。

4. 若衣物着火，要迅速脱去燃烧的衣服或用水浇灭；也可就地打滚，压灭火苗；或用被子、毯子、大衣等覆盖以隔绝空气灭火。

第十章　用药常识 ▷▷▷▷

　　我国居民不规范用药现象普遍存在，超九成的居民不了解合理用药，甚至存在用药误区。因此，了解合理用药的常识就显得十分迫切。

第一节　合理用药原则

　　1. 合理用药是指安全、有效、经济地使用药物。优先使用基本药物是合理用药的重要措施。不合理用药会影响健康，甚至危及生命。

　　2. 遵循能不用就不用、能少用就不多用，能口服不肌注、能肌注不输液的原则。

　　3. 购买药物要到合法医疗机构和药店，注意区分处方药和非处方药，处方药必须凭执业医师处方购买。

　　4. 阅读药品说明书，特别要注意药物的禁忌、慎用、注意事项、不良反应和药物间的相互作用等事项。如有疑问要及时咨询药师或医生。

　　5. 处方药要严格遵医嘱，切勿擅自使用。特别是抗生素和激素类药物，不能自行调整用量或停用。

　　6. 任何药物都有不良反应，非处方药长期、大量使用也会导致不良后果。用药过程中如有不适要及时咨询医生或药师。

　　7. 孕期及哺乳期妇女用药要注意禁忌；儿童、老人和有肝脏、肾脏等方面疾病者，用药应谨慎，用药后要注意观察；从事驾驶、高空作业等特殊职业者要注意药物对工作的影响。

　　8. 药品存放要科学、妥善，防止因存放不当导致药物变质或失效；谨防儿童及精神异常者接触，一旦误服、误用，及时携带药品及包装就医。

　　9. 接种疫苗是预防传染病最有效、最经济的措施，国家免费提供一类疫苗。

　　10. 保健食品不能替代药品。

第二节　学会阅读药品说明书

　　药品说明书，看似简单，但每一项内容都有其特殊的含义，所以当拿到一种没用过的药（无论是处方药还是非处方药）时，一定要先阅读药品说明书。

　　药品说明书的内容应包括药品的品名、规格、生产企业、药品批准文号、产品批号、有效期、主要成分、适应证或功能主治、用法、用量、禁忌、不良反应和注意事项，中药制剂说明书还应包括主要药味（成分）性状、药理作用、贮藏等。

一、识别处方药与非处方药

1. 处方药

处方药是必须凭医师处方才能调配、零售、购买和使用的药品。

2. 非处方药

非处方药是不需要凭医师处方即可调配、零售、购买和使用的药品。非处方药又分为甲类药品和乙类药品，乙类药品比甲类药品相对不良反应轻，更安全。非处方药的标志是椭圆形背景下的"OTC"英文缩写，通常印于药品说明书的右上角。

二、药品说明书的主要内容

作为一般的消费者，应了解的药品说明书的内容主要有以下几方面。

1. 药品名称

药品名称主要分为通用名、商品名、英文名、汉语拼音、化学名称等。通用名是列入国家药品标准的中文名称；商品名是经有关部门批准的特定企业使用的药品名称。

2. 性状

性状记录药品的状态（片剂、胶囊剂、颗粒、液体、栓剂、软膏等）、颜色、气味，便于从外观上鉴别药品质量。如果药品性状与说明书不符，如白色片剂变黄，澄清液体变浑浊，说明已变质，不可使用。注明"肠溶片""缓释片""控释片"的药品不可以压碎服用。

3. 适应证

适应证指药品可用于哪些疾病的治疗或症状的改善。了解药物的适应证，对服用的药物是否对症可做到心中有数，避免发生误用危险。使用非处方药时，在明确诊断的基础上，可根据药品说明书中介绍的适应证自行正确地选择药物。

4. 用法、用量

用法、用量是药品说明书的核心部分。特别要注意的是，有的药物治疗不同的疾病时，用法也不同。一般药物对用药时间和用量都有明确要求，应严格遵守，有的需要首次加倍，还有的需要按疗程用药。

5. 不良反应

不良反应指药品在按正常用法用量使用时，有可能出现对人体有害、与使用目的无关的反应，包括副作用、毒性反应、首剂效应、停药反应、变态反应（过敏反应）等。大多数药物使用后都会有或轻或重的不良反应，而且个体差异比较大。发生严重不良反应时，应立即停用，及时就医。

6. 注意事项

注意事项指用药必须注意的问题，其中慎用、药物相互作用、妊娠期用药等应特别注意。

7. 禁忌

禁忌是指绝对禁止使用的药品，一旦误服会出现严重不良反应或中毒。

8. 贮藏

贮藏说明温度、湿度、光线对药品的影响。家中备药要注意保存药品的说明书和标签；同时还要注意不能让小儿接触到药品，以免发生误服。

9. 有效期

有效期是指药品批准的使用期限，药物一旦超过了有效期，应绝对禁止使用。

10. 药品批准文号

批准文号是指国家批准药品生产企业生产药品的文号，是最直接、最简单地从外观即能判断药品合法性的标志之一。

第三节　自备小药箱

日常生活中，准备一些常用药品，建立自备小药箱是非常必要的。一来对于一些常见病可以先自行治疗，二来遇到紧急情况可以及时处理。但是自备药箱应如何准备，哪些药物是必需的，哪些药物不能长期储备呢？这些知识都需要学习。

一、如何选择自备药品

1. 不能将自己过敏的药品放入小药箱。

2. 选择疗效稳定、用法简单的经典药品。尽量选择安全性高的非处方药。新药的选择要慎重，由于使用时间短，可能会出现一些意想不到的反应，不适于自备用。

3. 尽量选择口服药、外用药。

4. 选择常见病、多发病用药。

5. 选择生产日期最新的药物，以免很快过期失效。

二、适合的自备药品

1. 解热镇痛药

如柴胡滴丸、阿司匹林、吲哚美辛等。

2. 感冒类药

如感冒清热颗粒、新康泰克、藿香正气水、银翘片、双黄连颗粒、板蓝根颗粒等。

3. 止咳化痰药

如橘红丸、养阴清肺丸、蛇胆川贝液等。

4. 胃肠解痉药

如溴丙胺太林、元胡止痛片等。

5. 助消化药

如保和丸、健胃消食片等。

6. 通便药

如牛黄清火丸、甘油栓、开塞露等。

7. 抗过敏药

如防风通圣丸等。

8. 外用消炎消毒药

75%酒精、碘伏、高锰酸钾等。

9. 外用止痛药

如麝香壮骨膏、正骨水等。

除了药品外，药箱中最好放一把镊子、剪子，外加创可贴、消毒纱布、棉签、胶布、绷带、体温计。最好再备有一本药物手册和急救知识手册，并记下急救电话号码。

三、不宜备用的药品

1. 所剩不够一个疗程的药品存放多了不便管理，还容易和同类新药混淆。

2. 极容易分解变质的药品，如维生素C久置会失去药效；有效期短且没有长期保留价值的药品，如乳酶生片等。

3. 没有良好包装的药品，这些药品遇潮容易变质，需要有避光防潮的包装，包装不好的片剂吸潮后会霉变。

4. 没有标明有效期和失效期的零散药品或外包装盒已舍弃的药品，家庭再次使用时，无法判断药品生产日期、有效期，贸然使用，会给身体带来危害。不掌握作用与用途的药品，由于不了解药品的适应证，也不适合常备。

5. 毒麻药品不适合在家自备，以免造成误服、误用。

四、自备药品贮存的注意事项

1. 合理贮存

药品常因光、热、水分、空气、酸、碱、温度、微生物等外界条件影响而变质失效。因此，自备药品最好分别装入棕色瓶内，将盖拧紧，放置于避光、干燥、阴凉处，以防变质失效。而酒精、碘伏等制剂，则应密闭保存。

2. 注明有效期与失效期

药品均有有效期和失效期，过了有效期便不能再使用，否则会影响疗效，甚至会带来不良后果，每年应定期对备用药品进行检查，及时更换。

3. 注意外观变化

自备药品使用时应注意观察外观变化，如片剂产生松散、变色，糖衣片粘连或开裂，胶囊剂粘连、开裂，丸剂粘连、霉变或虫蛀，散剂严重吸潮、结块、发霉，眼药水变色、浑浊，软膏剂有异味、变色或油层析出等情况时，则不能再用。

4. 分开放置

内服药与外用药应分别放置，以免忙中拿错。

温馨提示：在清理小药箱时要特别注意，过期药品不要随便乱扔。最好能回收统一处理。

第十一章 常见疾病的养生保健 ▷▷▷

大学生了解常见病的症状表现、生活起居调理、自我养生保健的基本常识，及早发现隐匿的身体隐患，早期治疗，就能远离疾病的伤害。

第一节 胃 病

临床上常见的胃病有急性胃炎、慢性胃炎、胃溃疡、十二指肠溃疡，还有胃黏膜脱垂症、急性胃扩张、幽门梗阻等，它们有相似的症状，如上腹胃脘部不适、疼痛、饭后饱胀、嗳气、反酸，甚至恶心、呕吐等。胃病与个人生活习惯，尤其是饮食、作息等有很大的关系，在大学校园中，胃病属于常见病、多发病，做好相关的预防保健可减少胃病带来的不适和痛苦。

【症状表现】

胃病的主要症状表现如下。

1. 疼痛：有隐痛、刺痛、绞痛、烧灼痛，如胃及十二指肠溃疡的症状则为上腹部烧灼痛。

2. 嗳气：胃内的气体不能及时正常排出，从而导致嗳气。

3. 饭后饱胀：由于各种各样的因素，胃不能正常消化食物，或者胃肠蠕动过慢，都会导致饭后饱胀。

4. 恶心、呕吐、反酸、腹泻、食欲不振。

【生活起居调理】

胃病"三分治七分养"，日常生活的保养非常重要，保持良好的生活习惯及精神愉悦是关键。

1. 生活作息规律，进餐定时定量。

2. 保暖护养：时时要注意胃部的保暖，适时增添衣服，夜晚睡觉盖好被褥。

3. 平心静养：保持精神愉快和情绪稳定，避免紧张、焦虑、恼怒等不良情绪的刺激，同时注意劳逸结合，防止过度疲劳。

4. 非急性情况下，不提倡服药。药物最好饭后服用，以防刺激胃黏膜。

【自我保健】

运动对增强消化系统功能有很好的作用，能加强胃肠道蠕动，促进消化液的分泌，加强胃肠的消化和吸收功能。下面介绍一套胃病自我保健操，可根据自身情况选择锻炼。

1. 仰卧，两腿屈曲，两脚齐肩宽分开，两臂沿躯干伸直，吸气鼓腹，呼气收腹，重复6～8次。

2. 仰卧，做躯体的自然转动，如两膝屈曲时左右摆动，肩背左右滚动，重复6～8次。

3. 仰卧，两腿伸直，两臂沿躯干放好，吸气屈腿，朝两侧伸开两膝和两臂，呼气慢慢伸直两腿，并拢双膝，两臂贴近躯干，重复6～8次。

4. 仰卧，双手叉腰，两腿伸直，右腿朝左侧伸展，将右腿移过左腿，转动臀部。注意背不离垫，脚尖触垫。左右各重复6～8次。

5. 仰卧，腹式呼吸，双手采用揉法分别做脊椎两侧的按摩和自我腹部按摩2～3分钟。

6. 站立，两腿分开齐肩宽，两臂沿躯干自然放置，上身交替向两侧倾斜，两臂交替沿两侧躯干滑动，任意呼吸，重复4～10次。

7. 站立，交替高抬两膝和任意甩手臂，任意呼吸，中等速度行走20～30秒。

【互助疗法】

1. 推拿按摩疗法

（1）取穴：鸠尾、上脘、中脘、神阙、脾俞、胃俞、三焦俞、合谷、外关、阳陵泉、足三里。

（2）操作方法

第1步：受术者仰卧位，令腹部肌肉放松。术者从受术者的鸠尾穴开始，用拇指推至神阙穴，并点按上脘、中脘穴，反复操作3遍，每次约3分钟。

第2步：受术者仰卧位，暴露腹部皮肤，可涂少许冬青膏，以增加透热力。术者用手掌摩受术者腹部，手掌稍向下用一点压力，方向一般应以左上腹→左下腹→小腹→右下腹→右上腹→左上腹→左下腹的顺序进行，连续操作5分钟左右。

第3步：揉按肚脐。受术者仰卧位，术者左手按在其腹部，手心对着肚脐，右手叠放在左手上。先按顺时针方向绕脐揉腹50次，再逆时针方向按揉50次。按揉时，用力要适度。

第4步：分推腹部。受术者仰卧位，术者两手拇指和大鱼际从其腹部正中线（剑突）沿肋弓向两侧分推，推至浮肋（带脉），时间约2分钟。分推的力量要适中，速度不宜太快。拿两侧肚角2次。

第5步：受术者坐位，术者用两拇指着力，点揉其上肢的合谷、外关穴，下肢的阳陵泉、足三里穴，每穴各1分钟。

第6步：受术者坐位或俯卧位，术者用手掌推其脊柱两侧的脾俞、胃俞、三焦俞穴，每穴各1分钟。

2. 拔罐疗法

（1）取穴：中脘、足三里、脾俞。

（2）操作方法

第1步：受术者仰卧位，充分暴露腹部和下肢，术者用闪火法将火罐吸拔于中脘、足三里穴，留罐5～10分钟，待皮肤出现红色或紫黑色后起罐。

第2步：受术者俯卧位，术者用闪火法将火罐吸拔于脾俞穴，留罐5～10分钟，待皮肤出现红色或紫黑色后起罐。

3. 刮痧疗法

（1）取穴：脾俞、胃俞、中脘、天枢、内关、足三里。

（2）操作方法

第1步：受术者俯卧位，术者先在其要刮拭的部位涂香油，然后持握刮痧板，与皮肤成45°，刮拭背部的脾俞、胃俞穴，力度以受术者感觉舒适为准。应反复刮拭，直至出痧疹为止。

第2步：受术者仰卧位，刮拭其中脘、天枢、内关、足三里穴，反复刮拭，直至出痧疹为止。

4. 鍉圆针系统痧疗

（1）取穴原则：以胸腹、背及四肢远端为主；取任脉、足太阳膀胱经、足阳明胃经、足厥阴肝经为主。刮点按揉以胃的募穴、下合穴为主。

主穴取中脘、足三里、内关、公孙。

（2）操作方法

在需要治疗的部位涂抹适量刮痧油。

①实证用泻法

第1步：胸腹部正中线膻中经中脘至下脘，用7号刮痧器自上而下刮拭，以出痧为度；自腹部正中线中脘至天枢由内向外刮，先左后右，以出痧为度。

第2步：分别用1号、2号及3号刮痧器在腹部行角团揉法，以顺时针为主，手法由轻到重，频率逐渐加快，速度大约200次/分，力度渗入肌层；内关穴由上向下刮30次，用力轻柔，以出痧为度。重刮足三里穴30次，可不出痧。

第3步：7号刮痧器B端刮拭足背部内庭穴，以出痧为度。

②虚证用补法

第1步：沿背部脊柱两侧膀胱经第1侧线用7号刮痧器自上而下刮拭，从肝俞到三焦俞，往返10遍；脾俞至胃俞重点刮拭。胸部中脘至期门，由中脘穴起由内向外刮，先左后右，直至章门穴，以出痧为度，用力轻柔。

第2步：分别用1号、2号及3号刮痧器在腹部行角团揉法，以逆时针为主，手法由轻到重，频率逐渐加快，速度大约200次/分，力度渗入肌层。

第3步：气海至关元，用7号刮痧器自上而下刮拭30次，以出痧为度。内关穴由上向下刮，用力轻柔，刮30次，以出痧为度。

第4步：公孙穴用7号刮痧器B端刮拭，以出痧为度。

急性胃病每日治疗1～3次；慢性胃病每日或隔日治疗1次。5次为1个疗程。

5. 艾灸疗法

（1）取穴：中脘、合谷、足三里。

（2）操作方法：受术者仰卧位，充分暴露腹部和下肢，术者用温和灸法灸中脘、合谷、足三里穴，以局部皮肤潮红为度，每穴灸5分钟左右。

6. 足疗法

（1）取穴：胃反射区、十二指肠反射区（图16）。胃反射区位于双脚脚掌第1跖趾关节后方约一横指幅度；十二指肠反射区位于双脚脚掌第1跖骨与楔骨关节前方。

（2）操作方法：用拇指指腹揉推胃、十二指肠反射区，操作时指掌要紧贴体表，用力稳健，速度缓慢均匀，应沿骨骼走向施行，且在同一层次上推动。每区按摩3～5分钟。

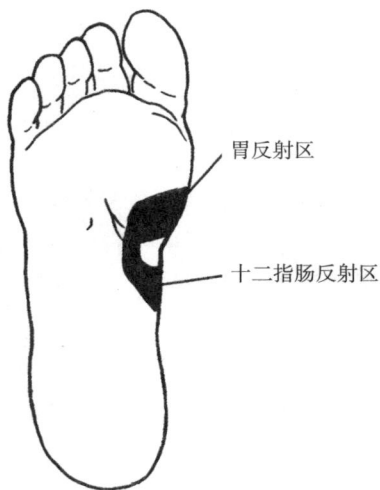

胃反射区

十二指肠反射区

图16　胃、十二指肠反射区

【饮食调理】

胃病的饮食调理需要注意以下几点。

1. 少吃多餐，食物以软、松为主，温度应以"不烫不凉"为度，入睡前两三个小时最好不要吃东西。

2. 细嚼慢咽，以减轻胃肠负担。对食物充分咀嚼次数愈多，分泌的唾液也愈多，对胃黏膜有保护作用。

3. 多吃富含蛋白质、维生素C的食物，如鸡蛋、牛奶、肉类、鱼虾、豆腐、豆浆及绿色蔬菜。

4. 多吃发面食物，既可稀释胃酸，又可中和胃酸，保护胃黏膜。

5. 忌高脂食物，油腻味厚、煎炸食物会刺激胆囊收缩，减慢胃排空速度，使食物在胃内滞留，引起胃酸分泌增多。

6. 少吃腌制食物。腌制食物中含有较多的致癌物，不宜多吃。

7. 少吃生冷、刺激性食物，这些食物对消化道黏膜具有较强的刺激作用，容易引起腹泻或消化道炎症。

8. 慢性萎缩性胃炎、胃酸过少者，可吃一些茯苓、山药等具有补气滋阴功效的食物以养护脾胃。

9. 胃酸过多者，应忌食容易产酸的食物，如蔗糖、甜点、红薯、浓茶、咖啡、酒类、肉类等，可多吃苏打饼干。伴有贫血者，应多食含铁丰富的肝、肾、瘦肉、动物血、黑木耳及绿色蔬菜。

10. 饮水择时：最佳的饮水时间是晨起空腹时及每次进餐前1小时，餐后立即饮水会稀释胃液，忌吃汤泡饭。

11. 唾液中含有消化酶，可治疗胃病。用舌尖在口腔内搅动，刺激唾液分泌，然后一口咽下去，每日3～4次，每次咽六口唾液。长期坚持有效。

第二节 感 冒

感冒是常见病与多发病，在冬春季发病较多，以鼻塞、流涕、喷嚏、恶寒、发热等为主要临床表现。感冒的发生主要是感受外邪，一般以风邪为主，多由气候突变、衣被增减不当或坐卧、沐浴当风引起。

【症状表现】

中医将感冒分为风寒感冒、风热感冒、暑湿感冒和时行感冒（流行性感冒）4种类型。根据上述感冒分型选用不同的中成药治疗至关重要。

1. 风寒感冒

俗称"伤风"，表现为恶寒重、发热轻或不发热、无汗、鼻痒喷嚏、鼻塞声重、咳痰清稀、肢体酸楚、苔薄白、脉浮紧。这种感冒与感受风寒有关。

2. 风热感冒

除有感冒的一般症状外，还有发热重、痰液黏稠色黄、咽喉痛、便秘等特点。

3. 暑湿感冒

表现为畏寒、发热、口淡无味、头痛、头胀、腹痛、腹泻等症状。夹湿则头痛如裹，胸闷纳呆；夹暑则汗出不解，心烦口渴。此类感冒多发生在夏季。

4. 时行感冒

与风热感冒的症状相似，但临床表现更严重，多见突然畏寒、高热、头痛、怕冷、寒战、头痛剧烈、全身酸痛、疲乏无力、干咳、胸痛、恶心、食欲不振等症状，可能并发肺炎。

【生活起居调理】

1. 洗鼻

反复用盐水冲洗鼻腔可将鼻腔中的病毒洗出，防止病毒在鼻腔中大量繁殖并不断侵入人体。此法可在2～4天内治愈感冒。平时早晚盐水洗鼻也可降低感冒发生的概率，具有很好的预防作用。

2. 食醋熏蒸

将食醋加热水熏蒸，醋分子飘散在空气中杀灭室内的病毒，能有效防治感冒的发生。感冒流行期间，每日最好熏蒸食醋1～2次。

3. 冷水洗面

此法一般从夏季开始，秋冬不辍，以增强机体适应性。每日早晨坚持用冷开水洗脸，可增加面部的耐寒能力，预防感冒的发生。

【自我保健】

1. 按摩保健

（1）点揉曲池、列缺、太阳穴各1～2分钟，以有酸胀感为宜。

（2）以食、中两指分别点揉枕后的风池穴，左右交替，以有酸胀感为宜。

（3）用两手食指在鼻翼两侧捏揉3～5分钟，然后两手指点揉两侧迎香穴2～3分钟，以有酸胀感为宜。

（4）两手拇指置于头的两侧，相对固定，其余四指自印堂穴至前发际做直推法，拇指下压，力量可稍大，并点按印堂穴，以有酸胀感为宜。

（5）两手食指自额中线向两侧分推至太阳穴。

2. 足疗：准备两个较大的盆，其中一个盆内倒入42℃左右的温水，另一个盆内倒入15℃左右的冷水，水量以能淹没脚踝为度。先将双脚浸入温水盆内1分钟，然后再浸入冷水盆内1分钟，如此交替进行，反复3次，从温水浴开始，冷水浴结束。需要注意的是，盆内温水在泡脚时不断变凉，会影响效果，所以要补充适量的热水，使水温保持在42℃左右。足浴结束后，要用干毛巾把脚擦干，穿上袜子，以免受凉。

3. 呼吸蒸气：在大口茶杯中装入开水，面部俯于其上，对着上升的水蒸气做深呼吸运动，直到水凉为止。每日数次，对初发感冒效果较好。

4. 抗感冒药不宜长时间服用，退热药连续应用不要超过3天。

5. 高热者可用酒精擦浴或湿毛巾敷额头等方法物理降温。

6. 中成药选择

（1）风寒感冒：可选用感冒清热颗粒、感冒胶囊。忌用桑菊感冒片、银翘解毒片等药物。

（2）风热感冒：可选用板蓝根冲剂、银翘解毒丸、羚羊解毒丸等辛凉解表药物。

（3）暑湿感冒：选用藿香正气水、新加香薷饮、银翘解毒丸等。

（4）时行感冒：防风通圣丸、连花清瘟胶囊等，或用大青叶、板蓝根、贯众水煎代茶饮，如果症状较重者应及早隔离和联合治疗。

【互助疗法】

1. 推拿按摩疗法
受术者俯卧位，术者用拇指用力点揉其背部的大椎、肺俞穴，每穴各1～2分钟。

2. 拔罐疗法
（1）取穴：大椎、肺俞、曲池。

（2）操作方法：受术者俯卧位，充分暴露背部，用闪火法将火罐吸拔于大椎、肺俞、曲池穴，留罐5～10分钟，待皮肤出现红色或紫黑色后起罐。

3. 刮痧疗法
取穴风池、大椎、肺俞、合谷、足三里。

4. 錕圆针系统痧疗

（1）选穴原则：治疗以头部、项部、背部、胸部及督脉、足少阳胆经、足太阳膀胱经、手太阴肺经为主，一般头部、项部为常规治疗部位，胸闷者加胸部，发热脏腑功能失调者加背部。此外，根据辨证分型重点刮拭不同的穴位。

（2）操作方法

①风寒感冒

取穴：风池、肩髃、大椎、天突、膻中、鸠尾、中府。放痧穴：少商、大椎。

在需要治疗的部位先涂抹适量刮痧油。

第1步：7号刮痧器B端从风池至肩髃，应一次到位，中间不要停顿。由于肩部肌肉丰富，用力宜重。

第2步：颈后高骨大椎穴用7号刮痧器B端刮拭，用力要轻柔，不可用力过重，以出痧为度。

第3步：9号刮痧器自上而下刮拭胸部正中线，从天突经膻中向下刮至鸠尾，再用8号刮痧器B端进行穴位点按。中府穴处宜用9号刮痧器从上向下刮拭。

第4步：少商、大椎穴放痧。

②风热感冒

取穴：大椎、合谷、曲池、尺泽、外关、风池。

在需要治疗的部位涂抹适量刮痧油。

第1步：7号刮痧器B端从风池穴直向下刮3寸，中间不要停顿，用力不宜过重。

第2步：7号刮痧器B端刮拭大椎穴，用力要轻柔，以出痧为度。

第3步：9号刮痧器由上向下刮拭曲池、尺泽穴，尺泽穴可重刮。

第4步：8号刮痧器两端交替由上向下刮拭外关、合谷穴。

③暑湿感冒

取穴：孔最、合谷、中脘、足三里、支沟、膻中。

在需要治疗的部位先涂抹适量痧疗油。

第1步：9号刮痧器B端自上而下刮拭膻中至中脘，中间不要停顿，用力不可过重。

第2步：8号刮痧器两端交替由上向下分别刮拭孔最、支沟和合谷穴。

第3步：9号刮痧器A端由上向下刮拭足三里。

5. 艾灸疗法

用温和灸法灸大椎、合谷、足三里穴，以局部皮肤潮红为度，每穴灸5分钟左右。

【饮食调理】

感冒早期，调理饮食可达到良好的预防、治疗效果。

1. 白菜萝卜汤：白菜心300g，大葱50g，生姜10g，切成碎末；白萝卜120g，切成细丝。将上述食材放入锅内，加开水1000mL，加盖焖10分钟后，倒出汤汁加适量红糖即成。每天分3～4次饮用，连服三四天。

2. 生姜红糖水：可用红糖、生姜适量，煎水服，每日1～2次，用于风寒感冒的防治。

3. 苹果橙汁蜂蜜水：苹果 5 个去皮，切成小块，加水 1L，煮沸 5 分钟，自然冷却至 40℃；将 2 个鲜橙榨汁。将苹果水、橙汁与适量蜂蜜搅拌均匀，每天多次少量饮用。

4. 新鲜香菜根、葱根各 15g，藕节 30g，芦根 50g，煎水后加适量冰糖代茶饮。

第三节　疲劳综合征

现代人因生活压力大，工作、学习过度劳累，发生疲劳综合征者越来越多。本病对身心的危害极大，应及时、积极地防治。

【症状表现】

1. 对外界环境适应力降低，表现为焦虑不安或急躁、易怒、情绪不稳、脾气暴躁、头痛眩晕、心烦意乱。

2. 有时全身疲惫，腰背酸痛，四肢乏力，周身不适，活动迟缓，失眠心悸，腹胀纳呆，容易感冒，甚至出现月经不调或提前闭经、性冷淡等症状。

3. 各项理化检查却未发现明显异常。

【生活起居调理】

1. 建立健康的生活方式，起居有常，劳逸适度，正确面对工作、学习及生活中的竞争和压力，避免体力、脑力和心理上的过度劳累。

2. 积极锻炼，增强体质，预防各种病毒感染，减少慢性病、感染对免疫系统功能的影响。正所谓："正气存内，邪不可干。"

3. 放松心情和身体，长时间工作或学习后可闭上眼睛或到室外做些简易舒展的运动，打开窗让室内空气流通。

4. 保证充足的睡眠。睡眠是消除疲劳、恢复体力的关键。

5. 洗热水澡会让人有一种"解乏"的感觉，在洗澡水中放点醋，抗疲劳的效果更佳。

【自我保健】

1. 梳头

梳头可以刺激头部的穴位，经常梳头，可使人的面容红润，精神焕发。每天可梳头 3～5 次，每次不少于 3～5 分钟，晚上睡前最好梳头 1 次。

2. 搓手足心

每天晚上洗脚后搓足心涌泉穴（位于足底部，足跖屈时足前部凹陷处或足底前 1/3 处）10 分钟，对缓解疲劳十分有帮助。

可取一些小鹅卵石铺于水盆底，倒入开水，待水温热时，泡脚踏石 20 分钟。

3. 搓劳宫、揉内关

双手劳宫穴（位于手掌心，握拳屈指时中指尖所指之处）相对搓100次，以掌心发热为度。揉双侧内关穴（位于腕横纹上2寸，掌长肌腱与桡侧腕屈肌腱之间）100次，以局部感觉酸麻为度。

4. 踩踏脚趾

用一只脚踩踏另一只脚的脚趾，略用力，稍停之后继续踩踏，踩踏5次，换另一只脚，双脚交替进行。

5. 深呼吸

感觉疲劳的时候，做10次深呼吸，可以促进肺部排出浊气，增加肺活量和血液中的含氧量，加快血液循环。

6. 叩齿

每日三餐前后保持全身放松，口唇轻闭，然后上下齿有节律地轻轻叩击。每次叩5～10次。

7. 转目

双目从左向右转10次，再从右向左转10次，然后紧闭片刻，再迅速睁开眼睛。

8. 伸懒腰

伸懒腰可引起全身大部分肌肉的收缩，使淤积的血液回到心脏，从而大大增加血流量，改善血液循环。同时还可带走肌肉中的代谢产物，起到消除疲劳的作用，使人感到全身舒展，精神爽快。

9. 足疗法

将双脚放入40℃左右的水中浸泡10分钟，可使血管扩张，促进血液循环和新陈代谢，加速代谢产物的排出。

【互助疗法】

1. 推拿按摩疗法

（1）取穴：涌泉、肩井。

（2）操作方法

第1步：受术者坐位，术者站在其侧后方，一手扶其肩部，另一手以掌揉法在术者的背部从上而下揉3遍。

第2步：受术者坐位，术者在其侧后方，先在术者的肩胛骨内缘及上角找到肌肉的附着处，以拇指点揉局部或用指拨3～5次。然后在肩井穴附近找到肌肉的缝隙，拨揉3～5次。

2. 拔罐疗法

（1）取穴：大肠俞、小肠俞和次髎。小肠俞平第1骶后孔，旁开1.5寸；大肠俞位于第4腰椎棘突下旁开1.5寸；次髎穴位于骶部，当髂后上棘内下方，第2骶后孔处。

（2）操作方法：受术者俯卧位，充分暴露腰部和下肢，术者用闪火法将火罐吸拔于所选穴位，留罐5～10分钟，待皮肤出现红色或紫黑色后起罐。

3. 刮痧疗法

（1）取穴：肾俞、腰阳关、秩边、委中、承山、太溪。腰阳关位于腰部，后正中线上，第4腰椎棘突下的凹陷中；肾俞穴位于第2腰椎棘突下，旁开1.5寸；秩边穴位于臀部，平第4骶后孔，骶正中嵴旁开3寸。

（2）操作方法：受术者俯卧位，术者在要刮拭的部位涂刮痧油，然后持握刮痧板，与皮肤成45°，按照由上而下或由内而外的顺序刮拭腰部及下肢穴位。力度以受术者感到舒适为度。对选择的刮痧部位进行反复刮拭，直至刮拭出痧点为止。

4. 艾灸疗法

（1）取穴：关元、中极、肾俞、足三里。中极穴位于下腹部，前正中线上，脐下4寸；关元穴位于下腹部，前正中线上，脐下3寸。

（2）操作方法

第1步：受术者仰卧位，术者用温和灸法灸关元、足三里穴，以局部皮肤潮红为度，每穴灸5分钟左右。

第2步：受术者俯卧位，术者用温和灸法灸肾俞穴，以局部皮肤潮红为度，灸5分钟。

5. 捏脊疗法

（1）取穴：大椎、肾俞。

（2）操作方法

第1步：受术者俯卧位，术者用拇指指腹与食指、中指指腹对合，沿受术者的脊柱两侧，由下而上连续捏提肌肤，拇指在后，食指、中指在前，然后食指、中指向后捻动，拇指向前推动，边捏边向前推进，自尾骶部开始，一直捏到大椎穴，重复3～5次。

第2步：按揉肾俞穴2～3次。

【饮食调理】

1. 多吃蔬菜，补充膳食纤维，保持大便通畅。

2. 可用西洋参、枸杞子、蒲公英、菊花等代茶饮，可以交替饮用，每天喝4～6杯。这对提高免疫力、恢复体力、缓解疲劳非常有效。

3. 多喝水，少喝带酒精的饮料和高热量饮料，每天饮水量不少于1500mL，并尽可能多次饮用。每天清晨喝1杯清水或淡盐水，有助于胃肠代谢。

4. 加强营养，可适当摄入乌鸡鳖甲汤、鲫鱼汤等。

第四节 颈椎病

大学生由于长期低头伏案看书或用电脑，使颈椎长时间处于屈曲位或某些特定体位，不仅使颈椎间盘内的压力增高，而且也使颈部肌肉长期处于非协调受力状态，颈后部肌肉和韧带易受牵拉劳损，椎体前缘相互磨损、增生，再加上扭转、侧屈过度，更进一步导致损伤，易发生颈椎病。颈椎病严重影响大学生的身体健康，妨碍日常的学习和生活，因此应做好对本病的预防保健。

【症状表现】

颈椎病的症状多样而复杂，多数患者开始症状较轻，以后逐渐加重，也有部分患者一发病就症状较重，这与所患颈椎病的类型有关。颈椎病的主要症状是头、颈、肩、背、手臂酸痛，颈项僵硬，活动受限；颈肩酸痛可放射至头枕部和上肢，晨起、劳累、姿势不正及寒冷刺激后可突然加剧；活动时颈部发出响声；颈部肌肉发硬，用手按压颈部有疼痛点；有时伴有头晕、耳鸣，甚至恶心呕吐、卧床不起；有的一侧面部发热，出汗异常；有的肩背部沉重感，上肢无力，手指发麻，肢体皮肤感觉减退，手握物无力，有时不自觉地握物落地；有的下肢无力，步态不稳，双脚麻木，行走时如踏棉花的感觉。

【生活起居调理】

1. 用枕有讲究（图17）

正确使用枕头对维持头颈部正常位置有重要的作用。这个"正常"位置是指维持头颈部本身的生理曲线。这种生理曲线既保证了颈椎外在的肌肉平衡，又保持椎管内的生理解剖状态。因此，一个理想的枕头不宜过高、过低、过硬或过平，枕高以8～15cm为宜，或按公式计算（肩宽−头宽）/2为标准进行选择。

枕头宜质地柔软，透气性好，以中间低、两端高的元宝形为佳。因为这种形状可利用中间的凹陷部来维持颈椎的生理曲度，也可以对头颈部起到相对制动与固定作用，可减少在睡眠中头颈部的异常活动。

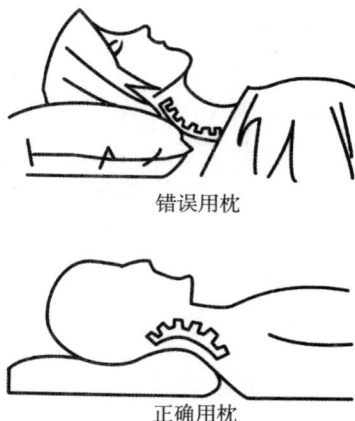

错误用枕

正确用枕

图17 正确和错误的用枕

2. 重视坐立行走和手部姿势

预防颈椎病的发生，最重要的是坐立行走的姿势要正确，使颈肩部放松，保持最舒适自然的姿势。

要掌握正确的坐姿和手部姿势。大腿与腰、大腿与小腿应保持90°；上臂和前臂弯曲的弧度要保持在70°~135°；手腕和前臂成一条直线，避免工作时手腕过度弯曲紧张。尽量避免长时间操作电脑。

电脑桌上键盘和鼠标的高度，应当稍低于坐姿时肘部的高度，这样才能最大限度地降低操作电脑时对腰背、颈部肌肉和手部肌肉腱鞘等部位的损伤。显示屏比视线略低，以保证颈部血液循环通畅，减少颈肩肌肉紧张而引起的疲劳。不要让手臂悬空。有条件者，使用手臂支撑架，可以放松肩膀的肌肉（图18）。在使用电脑或阅读器时，头不要太低，以避免因为颈椎过度弯曲影响肩部肌肉。另外，走路应抬头挺胸，不但整个人看起来精神，而且有助于身体的健康发展，良好正确的行走姿势能使血液循环更为顺畅。行走时将意识集中在脚部，膝盖伸直，脚后跟先着地，收紧臀部并抬头挺胸，肩部也容易放松。

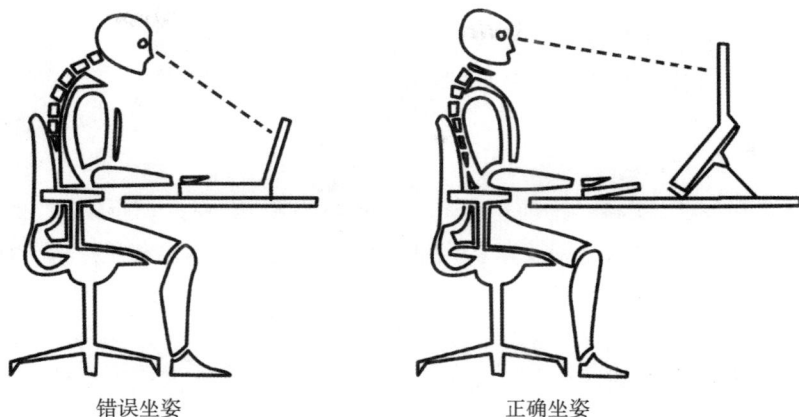

错误坐姿　　　　　　　　　　　正确坐姿

图 18　用电脑的姿势

　　每次伏案或应用电脑50分钟左右，有目的地让头颈部向前后左右转动数次，转动时应轻柔、缓慢，以达到各个方向的最大运动范围为准。或是不时站起来走动，活动一下颈肩部，使颈肩部的肌肉得到松弛、颈椎关节疲劳得到缓解。以手支撑下颏，对颈椎病患者来说无疑是个好习惯，可以减轻颈肌的负担，避免颈肌过度疲劳。颈椎病患者如果椎动脉受压会引起脑缺血而产生眩晕，头后仰动作会增加压迫，故当抬头望天花板时会出现眩晕，应注意避免这个动作。

　　不宜在颈部过于劳累的状态下学习。学习期间应注意调整姿势，如果长期在颈部劳累的状态下保持一个姿势工作，只会导致颈部劳损更严重。

3. 保护颈、肩部

　　（1）防止颈、肩部受风、受寒，运动前做好准备活动，尽量使用双肩包，防止颈椎和肩背部的损伤。

　　（2）每次伏案或使用电脑超过50分钟，应转动头颈数次，动作应轻柔、缓慢，以达到各个方向的最大运动范围为准。或是不时站起来走动，活动一下颈肩部，使颈肩部的肌肉得到松弛，颈椎关节疲劳得到缓解。

4. 加强锻炼

　　颈、肩部锻炼是预防颈椎病的重要一环，游泳和跑步是不错的运动方式。运动前要充分热身，运动后可做伸展体操来放松肩部肌肉。

【自我保健】

　　1. 颈部运动：颈肩部放松，头向前倾10次，向后仰10次，向左倾10次，向右倾10次。然后缓慢摇头，左转10次，右转10次。

　　2. 摇动上肢：左臂摇动20次，再右臂摇动20次。

　　3. 局部按摩：可于颈部大椎穴、风池穴附近寻找压痛点、硬结点或肌肉绷紧处，在这些反应点上进行揉按、推拍。

4. 远道点穴：在手背、足背、小臂前外侧、小腿外侧寻找压痛点，在压痛点施点穴按摩。

5. 双手掌心相对，手指交叉后反转用力向下、向外推出5次。

6. 耸肩5次，然后双手揉颈、肩部各3分钟。

【互助疗法】

颈椎病早期应及时就医，不要选择非专业的保健机构治疗，延误治疗的最佳时机。根据专业医生的建议，适当选用按摩、拔罐、刮痧、艾灸、热敷和足疗等方法治疗，可取得良好的治疗效果。

足疗法

（1）取穴：斜方肌反射区、颈部反射区、肩反射区。斜方肌反射区位于第2、3、4、5脚趾下方斜袋状区域。颈部反射区位于双脚踇趾根部横纹外，右侧颈项的反射区在左脚，左侧颈项的反射区在右脚。

（2）操作方法

第1步：术者先用拇指指腹推按受术者肩反射区3～5分钟。操作时，指掌要紧贴体表，用力稳健，速度缓慢均匀，沿骨骼的走向施行，在同一层次上推动。

第2步：术者用拇指指腹推按受术者颈部反射区3～5分钟。

第3步：术者用双手拇指推摩受术者斜方肌反射区3～5分钟。

【饮食调理】

防治颈椎病，应避免吃过冷食物，平时也应多摄取强筋壮骨的食物，包括筋类、山药、豆类、银耳、海参、枸杞子、芝麻、黑木耳、鱼翅、核桃、银鱼、蛋、海带、乳酪、鸡爪、紫菜等。

第五节 腰椎病

腰椎病是因腰椎间盘突出、滑脱、裂变、退变、畸形及腰椎骨质增生和韧带增生等引起的病变。目前本病的发病率越来越高，应引起高度重视。

【症状表现】

腰椎病的典型症状是腰痛及腿部放射性疼痛，但由于髓核突出的部位、大小、椎管管径、病理特点、机体状态及个体敏感性等不同，临床表现也有一定差异。

95%以上的腰椎病患者有腰痛症状，80%的患者出现下肢放射痛，常在腰痛减轻或消失后出现，表现为由腰部至大腿及小腿后侧的放射性疼痛或麻木感，直达足底部。疼痛轻者可行走，重者需卧床休息，喜欢屈腰、屈髋、屈膝位。

【生活起居调理】

1. 用床有讲究

休息能够使身体各部位积聚的紧张压力得以释放，保证身体协调性，减少发生各种急性疼痛的机会。休息时使用的床在预防和治疗腰椎病时很重要，要求卧硬板床。睡硬板床可以减少椎间盘承受的压力。患者仰卧时，可在腰部另加一薄垫或令膝、髋保持一定的屈曲度，这样可使肌肉充分放松。俯卧位时则床垫要平，以免腰部过度后伸。

2. 重视调整姿势

腰椎病者一般都有不良的生活习惯或坐立行走姿势，正确姿势的要求可参考第四节颈椎病。

此外，坐下和站起的动作也有一定的要求。坐下时，最好先走到椅凳边，双脚一前一后放置，然后上身微向前倾，缓缓坐下。站起时，双脚亦应一前一后，轻轻用力蹬地，使上身离位而起，同时上半身微向前倾，在此过程中腰背尽量保持正直。

3. 保护腰部

运动、劳动前做好准备活动。注意腰部保暖，避免受风、受寒。尽量不穿高跟鞋。弯腰搬物品时应避免直立搬动。正确方法：蹲下来，双手搬起东西，贴近身体，上身保持挺直，用腿部的力量站起来，像举重运动员一样。因为弯腰拿东西，是用腰部的力量，腰部受力加大，身体的重量、地球的引力、物体的重量等联合作用于腰部，腰椎很容易受伤。

4. 加强锻炼

加强腰部肌肉的锻炼可以预防和延缓腰椎病的发生和发展，并能治疗早期腰椎病。

（1）游泳：游泳对于腰椎病者是非常好的锻炼方式，但应注意运用正确的游泳姿势，水温不宜过低，游泳前要进行充分的准备活动，游泳的时间不宜过长，运动中有一定的时间间歇，以避免腰部过度疲劳。

（2）骑自行车：骑自行车不仅和游泳等有同样的作用，对加强身体的平衡感也有很好的作用。对腰椎间盘突出症初愈者来说，休息日与亲朋好友骑车到郊外呼吸新鲜的空气，野餐一顿，舒展一下疲劳的身心，可以扫除病痛带来的不悦，增强生活的信心。

（3）晨起活动腰部：熟睡一夜后，肌肉、关节都会因没有运动而不太灵活，腰椎间盘也因为一晚上的放松，吸收了水分而膨胀僵硬。此时，如果弯腰比较低会对腰椎间盘产生较大的压力，让神经受到挤压。晨起最好活动一下腰部，做前后伸、左右旋转、"伸懒腰"等动作，使腰部不至于从静止状态立刻转变为增加腰部负荷的动作。还可以到健身房选择专门锻炼腰背肌的器械。另外，倒走、骑车、晨起舒展肢体对改善腰椎症状有一定的帮助。

【自我保健】

腰部保健操可根据自身情况，做全套或选用其中几节。

1. 捏腰肌

用双手从腰阳关向下捏至骶骨下端，往返10次。

2. 捶击腰部

取站位，两腿稍分开，双手半握拳，轮流捶击腰椎间盘突出之处50次，力度以能忍受为度。

3. 局部按摩

可于腰部、肾俞穴、大肠俞穴附近寻找压痛点、硬结点或肌肉绷紧处，在这些反应点上进行揉按、推掐。

4. 远道点穴

在手背、足背、小臂前外侧、小腿外侧寻找压痛点，于此反应点施点穴按摩。

5. 擦掌摩腰

将两手掌合并擦热，随即双手摩擦腰部，可上下方向擦动50次。

6. 掐捏踝部

两手交替掐捏足踝后肌腱，每天可自行施术1次。手法由轻渐重，以能忍耐为度。

7. 自我牵引

俯卧床上，双手抓住床头，双脚勾住床尾，用手臂的力量缓缓用力拉，坚持10分钟，再放松，再重复以上动作。每天早、中、晚各做1次。

注意：急性期不宜锻炼。

【互助疗法】

根据专业医生的建议，适当选用按摩、拔罐、刮痧、艾灸、热敷和足疗等方法，可取得良好的治疗效果。

足疗法

（1）取穴：腰椎反射区、骶骨反射区、昆仑、太冲。昆仑穴位于足部外踝后方，外踝尖与跟腱之间的凹陷处。腰椎反射区位于双足弓内侧缘跖骨下方，从距骨跖关节直到楔骨关节止；骶骨反射区位于双足弓内侧缘，从距骨下方到跟骨上（图19）。

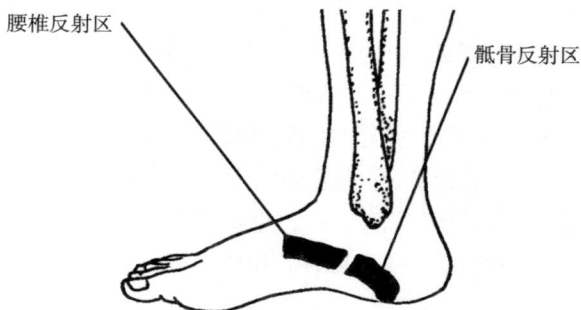

图19 腰椎、骶骨反射区

（2）操作方法

第1步：用拇指指腹重力推按腰椎、骶骨反射区，每区3～5分钟。一定要用重力，才能取得较好的效果。

第2步：用牙签强烈刺激昆仑、太冲穴，每穴7～15次。

【饮食调理】

日常饮食中注意补充鱼、牛奶、酸奶、芝麻、海藻、大豆、花生等含蛋白质、钙、镁、维生素D和维生素B丰富的食物。多吃新鲜的水果、蔬菜，少喝可乐类饮料。慎食煎炸之品，因这类饮食易导致便秘，使腹压增高，加重腰腿痛的症状。

第六节　失　眠

失眠是持续的、长时间的睡眠质和量令人不满意的状况。失眠的原因主要有环境原因、精神因素等。如经常熬夜易造成作息无规律，生物钟紊乱，精神压力较大，加之超负荷的脑力、体力劳动等，睡眠质量和时间都会受到影响。一旦睡眠不足，往往会使人注意力不集中、精神不振、烦躁不安，以至于影响学业，造成无法弥补的不良后果，所以必须引起重视。

【症状表现】

入睡困难，睡后多梦，睡眠质量低；时常惊醒，不能熟睡，睡眠时间减少；早醒，醒后无法再入睡；或时寐时醒，或彻夜不寐；频频从噩梦中惊醒，自感整夜都在做噩梦；醒后精力没有恢复；容易被惊醒，有的对声音敏感，有的对灯光敏感。

长时间的失眠会引起人的疲劳感、不安、全身不适、无精打采、反应迟缓、头痛、注意力不能集中等，甚至导致神经衰弱和抑郁症，而神经衰弱又会加重失眠。严重失眠还可能导致各个系统疾病，如心血管系统、消化系统等疾病。

【生活起居调理】

1. 避免精神高度紧张，保持良好心态。要根据自身特点安排工作、学习，期望值不要过高。

2. 生活规律对健康非常重要，没有很好的休息，就不能很好地学习。尽量保持入睡与早晨起床时间规律，保证充足的睡眠。

3. 定期运动：每天早晚可适当运动，如散步、慢跑、打太极拳等，这样有利于精神放松，促进入睡。需要注意的是，运动应该在睡前2小时前进行，因为运动会提高体温，促进肾上腺素分泌，使人精神振奋，难以入睡。

4. 睡前避免过度兴奋或思虑过度。如睡前不要想过度悲伤或愤怒的事，不看过于激烈的电影、电视、小说，使精神放松。尽量保持平和、安宁的入睡心态，睡前可做腹式呼吸。

5. 足部保暖：每晚用温水泡脚10分钟，并用手按摩脚底，可促进睡眠。

6. 良好的睡眠环境：保持卧室温度冷热适宜有助于睡眠；保持安静，关掉电视和收音机；关上窗户，以免噪声影响睡眠；选择舒适的床和温暖的被褥可以提供良好的睡眠空间；将柏叶放入枕中，或将橘皮装入袋中放在枕边，清香的气味有镇静、安眠的作用；卧室中尽量不摆放花卉，因其可能引起过敏反应。

7. 睡前梳头：头皮存在着大量的毛细血管，睡前梳头5分钟，可以改善血液循环，起到安眠的作用。

【自我保健】

1. 助眠操

睡前做助眠操，会有利于放松身心，防治失眠。

（1）推双臂：身体直立，两臂向前平举，握拳，双腿微屈，两臂做后振并收回运动，后振幅度由小及大，同时配合均匀的深呼吸，运动时间为1分钟。

（2）按摩指尖：双手手指并拢，双眼微闭，全身放松。先用左手拇指和食指按摩右手指尖10分钟，再用右手拇指和食指按摩左手指尖10分钟，可起到镇静安眠的作用。

（3）身体自然仰卧在床上或地板上，双臂向上位于头部两侧，双腿并拢并做弯曲抬腿动作，双腿可尽量向头部一方上抬，直至臀部提起，保持双腿上抬3～5秒后将双腿缓慢放下，使身体恢复至初始状态。

（4）仰卧，吸气，头转向右侧，下肢向左转，呼气，身体还原；吸气，头转向左侧，下肢向右转，呼气，身体还原。重复动作3次。

2. 仰卧揉腹

取仰卧位，双手分别横置于中脘穴和关元穴，吸气时向下按压中脘穴，呼气时向下按压关元穴，一呼一吸为1次，共计20次，可起到理气和胃、镇静安眠的功效。

3. 摩胸

每天用手掌上下摩擦前胸（上至颈部，下至膻中）100～200次，可起到安神、养心的良好功效。

4. 拍打脚底

取坐位，用手掌或拳用力拍脚底，可畅通血液循环，改善全身的脏腑功能。

5. 卧位气功

取右侧卧位，全身轻松自然，双目闭合，舌尖抵上腭，意守丹田。由鼻慢慢吸气，使整个腹部膨胀后再从鼻部徐徐呼气，至腹部收缩。坚持两周可有明显效果。

【互助疗法】

1. 推拿按摩疗法

（1）取穴：印堂、太阳、百会、风池、内关、神门、三阴交。

（2）操作方法

第1步：术者两手中指自受术者印堂穴（位于额部，两眉头的中间）至前发际做直推法，拇指置于头顶相对固定。中指的力量可稍大，并点按印堂穴。

第2步：术者两手食指自受术者前额中线向两侧分推至太阳穴（位于颞部，眉梢与目外眦之间，向后约一横指的凹陷处），分推从两眉弓开始，逐渐移至前发际。

第3步：术者两手拇指点揉受术者的太阳穴，并用拇指向后及后上方点揉。

第4步：术者用五指叩击受术者头顶，并重力点按百会穴。

第5步：用五指叩击头顶，并重力点按百会穴。

第6步：术者用两手拇指、食指、中指点揉受术者风池穴及其周围。

第7步：术者五指屈曲后，用指端叩击受术者头侧及颞部。

第8步：术者将双掌摩擦发热后，趁热将掌心贴于受术者双眼，使双目有舒适之感。

第9步：点揉内关、神门、三阴交穴各1～2分钟。

2. 拔罐疗法

（1）取穴：心俞。

（2）操作方法：受术者俯卧位，充分暴露背部，术者用闪火法将火罐吸拔于心俞穴，留罐5～10分钟，待皮肤出现红色或紫黑色后起罐。

3. 刮痧疗法

（1）取穴：百会、四神聪、风池、大椎、心俞、肝俞、脾俞、肾俞、内关、神门、足三里、三阴交。

（2）操作方法

第1步：受术者坐位，术者点按其头部的百会、四神聪穴。

第2步：受术者俯卧位，术者先在要刮拭的部位涂刮痧油，然后持握刮痧板，与皮肤成45°，刮拭风池、大椎、心俞、肝俞、脾俞、肾俞穴，力度以受术者感觉舒适为度。反复刮拭，直至出痧疹为止。

第3步：受术者坐位，术者刮拭其内关、神门、足三里、三阴交穴，反复刮拭，直至出痧疹为止。

4. 鍉圆针系统痧疗

（1）取穴原则：以全身整体部位调理，督脉、足太阳经、手少阴经、阴跷、阳跷为主。

主穴：百会、四神聪、太阳、角孙、风池、安眠、哑门、命门、大杼、神门、内关、照海。

（2）操作方法：常选用1～8号、11号刮痧器。本病采用补虚泻实法，在需要治疗的部位先涂抹适量刮痧油，然后按经脉循行方向刮拭。

①头面及颈肩部操作：患者仰卧位或坐位。

第1步：从印堂穴向上刮至神庭穴，往返5～6遍；再从印堂向两侧沿眉弓刮至太阳穴，往返5～6遍；然后从印堂穴开始沿眼眶周围轻刮，往返5～10遍。

第2步：刮按揉印堂、攒竹、睛明、鱼腰、太阳、神庭、角孙、百会，每穴10～20次。

第3步：5号刮痧器B端在头两侧胆经循行刮拭，每侧20～30次。

第4步：6号刮痧器刮梳五经，点按揉刮风池、失眠、肩井穴，每穴10～20次。

②腹部操作：患者仰卧位。

第1步：用角团揉法，先顺时针方向刮摩揉腹，再逆时针方向刮摩腹，时间约3分钟。

第2步：角按揉中脘、气海、关元穴，每穴10～20次。

③腰背部操作：患者俯卧位。

第1步：颈背部督脉从哑门沿脊柱自上而下刮至腰骶部长强穴，反复操作3～4遍。

第2步：刮足太阳膀胱经第1侧线大杼至肾俞，尽量出痧。重点刮按揉心俞、肝俞、脾俞、胃俞、肾俞、命门等，每穴10～20次。每个出痧处角叩10～20次。

④四肢部操作

上肢：8号刮痧器两端交替刮拭前臂手少阴心经少海至神门，手厥阴心包经曲泽至劳宫，皮肤微红即可。

下肢：刮点按揉足三里、三阴交、太冲、照海穴。

5. 艾灸疗法

（1）取穴：百会、神门、三阴交。

（2）操作方法：受术者坐位，术者用温和灸法灸百会、神门、三阴交穴，以局部皮肤潮红为度，每穴灸5分钟左右。

6. 捏脊疗法

（1）取穴：大椎、心俞、肝俞、脾俞、肾俞。

（2）操作方法：受术者俯卧位，令背部平坦松弛。术者两手沿其脊柱两侧，自尾骶部开始，由下而上连续捏提肌肤，边捏边向前推进，一直捏到大椎穴。在捏的过程中，要用力提起肌肤，每捏3～5次提一下，这样可达到较深的刺激量，还要注意提捏心俞、肝俞、脾俞、肾俞。手法要轻快柔和，平稳扎实。每次捏脊的时间约5分钟，一般每天或隔天捏脊1次，6次为1个疗程。

【 饮食调理 】

饮食调理是防治失眠的重要环节，可根据自身情况参照以下方法进行。

1. 饮食要合理，在每天保证三餐的基础上，晚餐的量要少，以吃清淡、易消化食物为宜，避免大鱼大肉和辛辣刺激性的食物。此外，睡前不要喝太多的水，以免频繁去厕所，影响睡眠。

2. 睡前饮适量热牛奶，有助于睡眠。停止或少饮用有兴奋作用的饮品，如酒、咖啡、茶叶等。

3. 将枸杞子洗净，浸于蜂蜜中。1周后，每天早、中、晚取15g加温水稀释后服用，有安神效果。

4. 龙眼洋参饮：龙眼肉30g，西洋参10g，白糖10g，放入带盖的碗中，置锅内隔水反复蒸成膏状，每晚睡前1小时服用。本品有补脾养心、益气养阴的功效，特别适用于学习劳累、思虑劳倦引起的失眠。

附：神经衰弱

神经衰弱是一类精神容易兴奋和脑力容易疲乏的神经症性障碍，常有情绪烦躁等心理性症状和生理功能紊乱症状，属于心理疾病的一种。

【症状表现】

社会心理因素是神经衰弱的主要病因，病情容易迁延不愈，时重时轻。主要表现为胆怯，乏力，易兴奋、激惹，易疲劳，精神倦怠，敏感、多疑，头痛，肌肉酸痛，睡眠障碍，注意力不集中等症状。社会心理因素是否致病，取决于刺激的性质、强度和作用的时间，还与个人性格有关。

【生活起居调理】

1. 心理调整

神经衰弱的发生与各种社会心理因素有关，但与个人的心理素质及性格特点也有很大关系。因此，必须加强个人性格修养，提高心理素质。

2. 睡眠科学

正确认识失眠，排除失眠原因，养成良好的睡眠习惯。优化睡眠环境，保持卧室安静、舒适、幽暗、避光、通风良好、温度适宜及清洁卫生，并有绝对安全感。还可以听舒缓的音乐、进行自律训练等。

3. 合理安排生活

养成有规律的工作和生活习惯，每天按时睡觉、按时起床、科学用脑、饮食合理。

【自我保健】

积极主动地进行自我锻炼和调节，有助于神经衰弱的防治。

1. 情绪易波动者，可采用步行、打太极拳等柔和、轻松的锻炼方式，运动量也不宜过大，还可以配合手法柔和的按摩。

2. 精神不振者，根据自身体力状况多采用游泳、跑步、做健身操、骑自行车、跳绳、登山和打球等锻炼方式。

3. 自我按摩

（1）擦热双掌，然后将双掌贴于面颊，两手中指起于人中穴，分别沿迎香穴，经睛明、攒竹等穴，向上推至发际，然后向两侧分推至额角头维穴而下至承浆穴，如此反复60次。睛明穴位于面部，内眼角外上方的凹陷处；人中穴位于面部，人中沟的上1/3与下2/3的交点处；承浆穴位于面部，颏唇沟的正中凹陷处；头维穴位于头侧部，当额角发际上0.5寸，头正中线旁开4.5寸。

（2）鸣天鼓：两手心掩耳，食指放在中指上，然后食指滑下，弹击脑后（风池穴附近）50次，可听到击鼓样的声音。

（3）搓胸：取盘膝坐位，用右手平贴右肋部，向左上方搓至左肩部，共30次；然后左手自左肋部搓至右肩部，共30次。

（4）揉腹：取盘膝坐位，用一手掌叠于另一手掌上按于腹部，以肚脐为中心，先顺时针方向揉腹30次，再逆时针方向揉腹30次。

（5）擦腰：取盘膝坐位，两手叉腰（四指向后）沿两胁部擦至脊柱旁，再自上而下擦至臀部，共60次，如发现压痛点，可用手指在局部按压20～30秒。

（6）揉膝：取坐位，两手掌按于两膝髌骨上，由外向内揉动60次，然后再由内向外揉动60次。揉动时手不离开皮肤，轻度用力，以膝部感到舒适即可。

（7）按涌泉：右手握拳，以食指指间关节点按左足心涌泉穴，至足心酸麻发热为止，然后依法用左手点按右足心。一般以按100次为佳。

【互助疗法】

参照失眠互助疗法。

【饮食调理】

神经衰弱者应根据自身的饮食习惯，食用对大脑有益的食物和健脑补肾的药膳。

1. 富含脂类的食物：如肝、鱼类、蛋黄、黄油、大豆、玉米、羊脑、猪脑、芝麻油、花生及核桃等。

2. 富含蛋白质的食物：如瘦猪肉、羊肉、牛肉、牛奶、鸡、鸭、鱼、蛋及豆制品等。

3. 富含碳水化合物的食物：如蜂蜜、甘蔗、萝卜、大米、面粉、红薯、大枣、甜菜及水果等。

4. 富含维生素C、B族维生素、烟酸和维生素E的食物，如酵母、肝、卷心菜及海藻等。

5. 富含微量元素的食物，如牡蛎、粗粮、豆制品、鱼肉、菠菜、大白菜等。

第七节　高血压

高血压是以体循环动脉压升高为主要表现的临床综合征，分为原发性高血压和继发性高血压。目前，高血压的发病有年轻化趋势，因此，对大学生进行必要的预防保健知识普及势在必行。

【症状表现】

未使用降压药的情况下收缩压≥140mmHg和（或）舒张压≥90mmHg，可诊断为高血压。本病大多数起病缓慢，没有典型的临床表现，常见症状有头晕、头痛、易疲劳、心悸、肢体麻木等。高血压者还可出现受累器官症状，如胸闷、气短、心绞痛、多尿等。

高血压持续不缓解可出现脑卒中。脑卒中的前兆表现有反复出现的瞬间眩晕、视物旋转；肢体麻木；精神改变，如嗜睡；眼前突然发黑；原因不明的跌倒；流鼻血；突然吐字不清、舌根发硬。如果发现有以上症状应立即引起注意。

【生活起居调理】

在现代社会中，预防高血压，应从青年、壮年做起，生活起居注意事项如下。

1. 情绪稳定：血压的调节与情绪波动关系非常密切。研究发现，紧张、焦虑、失眠、激动、暴怒等会引起周身小动脉持续性收缩痉挛，日久则引发高血压。因此，保持良好的心态，控制易怒情绪是预防高血压病的重要因素。

2. 大便要通畅：排便时腹压升高可影响血压。因此，患有高血压者，应养成每天定时排便的习惯。

3. 控制体重：肥胖是高血压病的重要病因。体重增加，心脏负担加重，血管外周阻力增加，可导致高血压恶化。限制热量摄入和增加体力活动消耗热量是控制体重较为有效的措施。

4. 房事要节制：在血压波动较明显的时期应禁止同房。

5. 避免在高温下长时间停留，避免高空作业。

6. 起、坐、站、卧要平稳，避免突然改变体位。

7. 养成定时监测血压的习惯，一旦出现波动，及时就诊。

【自我保健】

高血压病的自我锻炼以有氧运动为主，如气功、太极拳、徒步、慢跑、瑜伽、游泳、娱乐性球类、郊游等。

1. 内养静功

取坐位或站位。坐位是坐于椅子上，双腿分开自然踏地，两手放于大腿上，手心向下，全身放松，心情怡静，排除杂念，意守丹田，口唇轻闭，双目微合，调整鼻息。站位是身体自然站立，双脚分开，与肩同宽，两膝微屈，两手呈抱球状放于身前，上臂与身体之间有一拳的距离，全身放松，意守丹田，调整呼吸。每次10～30分钟，每日1～2次。

2. 徒步

可按每分钟70～90步开始，持续10分钟。

3. 拍胸

右手掌拍打左胸心前区，吸气，再用左手掌拍打右胸肺区，呼气，交替进行。拍打的力量稍重为好，以自我感觉舒适为度。每次拍打36下，冬季加倍。

4. 敲背

右手掌经身前用力拍打左侧肩井穴（在颈旁肩部高处），吸气，同时左手背经身后用力拍打右侧肾俞穴，然后左手掌和右手背用同样方法拍打右肩和左腰，呼气。左右手掌交替拍打，共36次。

5. 自我按摩

每天自我按摩双手合谷穴（将一手拇指指间关节横纹放在另一手虎口处的指蹼缘上，拇指尖下即是本穴）、百会和四神聪穴，每日2～3次，每次顺时针方向按揉100下。

6. 梳头

每天早、中、晚各梳头1次，用力适中，头部全部梳理，每次2～3分钟。本法可促进头部血液循环，疏通经脉，通畅气血。

7. 降压枕

菊花500g，决明子100g，钩藤（磨碎）100g，车前子100g，黄芩100g，龙胆100g，夏枯草100g，填入枕芯，能清肝、明目、降压。

8. 足疗降压

经常用手掌摩擦脚心，可补肾、理气、益智、交通心肾，使水火相济、心肾相交，能防治失眠、多梦等，对高血压也有很好的疗效。

中药泡脚治疗高血压：将怀牛膝、磁石、生赭石、归尾、玄参、白芍、天冬、枳壳、生石决明、蔓荆子、独活、黄芪、当归、乌药、杜仲、白芥子、干姜、桑叶，以1：10的比例兑入温水中，每天早晚泡脚，每次30分钟，连续1～2周。本法可滋阴柔肝，平肝降逆。

【互助疗法】

1. 推拿按摩疗法

（1）面部分抹：搓热双手，从额部经颞部沿耳前抹至下颌，反复20～30次。然后再用双手四指指腹从印堂穴沿眉弓分抹至双侧太阳穴，反复多次，逐渐上移至发际。手法轻松柔和，印堂穴稍加力以局部产生温热感为度。

（2）揉攒竹穴：双手拇指端分别按揉双侧攒竹穴约100次，用力要均匀。此法可缓解头痛、头晕等症状。

（3）推发：术者两手虎口相对分开放在受术者的耳上发际，食指在前，拇指在后，由耳上发际推向头顶，两虎口在头顶上会合时抓提头皮，反复10次，操作时稍用力。然后两掌自前额像梳头样向头部按摩，至后颈时两掌手指交叉以掌根挤压后颈。

（4）摩揉膻中穴：受术者仰卧，术者将手掌掌根紧贴膻中穴，适当用力顺时针、逆时针摩揉100～120次，以局部发热为佳。此法可宽胸理气，清心除烦。

（5）团摩上腹：术者将左手掌心叠放在右手背上，右手掌心放在受术者上腹部，适当用力做顺时针环形摩动100～120次，以上腹部发热为佳。此法可宽胸理气，健脾和胃。

2. 鍉圆针系统痧疗

（1）实证

取穴：以督脉、足少阳经、足太阳经为主。刮揉点按穴位：百会、太阳、风池、肩井、内关、肝俞、肾俞、中脘、阴陵泉、丰隆、太溪、太冲、行间。

操作方法：用泻法。

在需要治疗的部位涂抹适量刮痧油。

第1步：4号、5号、6号、7号刮痧器从百会刮至前发际，再由百会刮至后发际，从太阳刮至风池，均不必出痧。

第2步：4号、5号、6号、7号刮痧器刮颈肩部胆经风池、肩井至肩峰端，以及背部膀胱经第1侧线，要求出痧。

第3步：7号刮痧器B端刮拭中脘，A端点按刺激肝俞、肾俞、阴陵泉、太溪、太冲、行间。

（2）虚证

取穴：以头、项、背部督脉、足太阳经为主。取穴百会、风池、肝俞、脾俞、肾俞、足三里、三阴交、悬钟、太溪。

操作方法：用补法。

在需要治疗的部位涂抹适量刮痧油。

第1步：4号、5号、6号、7号刮痧器补刮督脉从百会刮至前发际，再由百会刮至后发际，从太阳刮至风池，均不必出痧。

第2步：4号、5号、6号、7号刮痧器补刮足太阳膀胱经的第1侧线大杼穴至肾俞穴的循行线，重点刮拭肝俞至肾俞循行线，不必强求出痧。

第3步：7号刮痧器A端点按揉辨证加减的腧穴。气血亏虚者，点按揉脾俞、气海、足三里等穴；肝肾阴虚者，点按揉三阴交、悬钟、太溪等穴。

【饮食调理】

1. 饮食"三低二高"

低动物脂肪、低糖、低钠（盐）；高蛋白、高膳食纤维（蔬菜）。尤其是限盐，减少钠的摄入，是预防高血压的主要内容之一。WHO建议，一般人群每日摄盐量应控制在6g左右，高血压患者以每日4g摄盐量为好。

2. 限酒

酗酒是高血压的主要危险因素之一，血压水平及高血压患病率与各种饮酒剂量成正比。所以，预防高血压应尽量少饮酒。

3. 降压食物

（1）蔬菜类：芹菜、茼蒿、苋菜、韭菜、黄花菜、荠菜、菠菜、茭白、芦笋、萝卜、胡萝卜、茄子、荸荠等。

（2）瓜果类：西瓜、冬瓜、番茄、山楂、柠檬、香蕉、红枣、桑椹。

（3）花、种子、坚果类：菊花、罗布麻、芝麻、豌豆、蚕豆、绿豆、玉米、荞麦、花生、西瓜子、核桃、莲子心。

（4）水产类：海带、紫菜、海蜇、海参、海藻、牡蛎、鲍鱼、虾皮、银鱼。

（5）动物类及其他：牛奶（脱脂）、牛黄、蜂蜜、食醋、豆制品、黑木耳、银耳、香菇。

4. 降压茶

（1）杜仲菊花茶：杜仲15g，白菊花10g，代茶饮。本品可舒张血管，改善血管弹性，从而降低血压。

（2）金银菊花茶：杭白菊最佳，每次10g，加金银花5g，泡茶饮用，每日2次。本品可平肝明目，清热解毒，对高血压患者有显著疗效。

（3）决明子茶：决明子15g，白菊花10g，沸水冲泡，代茶饮。本品能清肝降压，润肠通便，适用于高血压及习惯性便秘者。

（4）菊槐茶：杭白菊、槐米、绿茶各5g，放入瓷杯中，以沸水冲泡，加盖浸泡5分钟即可。每日1剂，不拘时频频饮之。本品能平肝祛风、清火降压，适用于高血压头痛、头胀、眩晕等。

（5）天麻茶：天麻6g，绿茶3g。先将天麻煎沸20分钟，加入绿茶，稍沸片刻即可取汁。本品能平肝潜阳、疏风止痛，适用于高血压头痛、头晕。

（6）罗布麻五味子茶：罗布麻叶6g，五味子5g，开水冲泡代茶饮。常饮此茶可降压，改善高血压症状，并可防治冠心病。

（7）山楂银杏茶：杜仲叶15g，山楂5g，银杏叶10g，水煎代茶饮。本品有降血压、降血脂、活血化瘀之功效，用于高血压合并高脂血症。

第八节　鼻　炎

鼻炎是由病毒、病菌感染或各种理化因子引起的鼻黏膜炎症损伤，是常见病、多发病。

【症状表现】

初期为鼻内干燥、灼热或有痒感，打喷嚏，继而鼻塞、流清涕、嗅觉减退、鼻音重，继发细菌感染后，鼻涕变为黏脓性或脓性。全身症状轻重不一，也可进行性加重，多表现为全身不适、倦怠、头痛和低热等。

【生活起居调理】

1.加强锻炼，提高机体抵抗力和耐寒能力。

2.注意保暖，预防上呼吸道感染。

【自我保健】

1. 按揉承泣、四白

两眼微闭，两手中指指腹按揉承泣、四白穴，向上揉吸气，向下揉呼气，可增强鼻腔周围血液循环。

2. 揉睛明

左手叉腰，右手拇指和食指指腹轻轻地捏揉两眼内眼角的突起部分稍上方（即睛明穴位置），手不离开，连捏带揉20圈，向下揉呼气，向上揉吸气。然后右手叉腰，左手重复以上动作。本法可改善鼻泪管周围的血液循环。

3. 洗鼻

两手中指指腹紧按鼻翼两侧，同时向鼻尖处推挤，用力沿鼻梁向上搓到目内眦，吸气；再轻轻搓回鼻翼两侧，呼气，做20次。本法可促使鼻黏膜血液循环，防治感冒、鼻炎、鼻窦炎、鼻出血，并使嗅觉灵敏。

4. 按迎香

双手食指按揉鼻翼两旁的迎香穴20次，向上揉吸气，向下揉呼气。本法可防治鼻塞、感冒、鼻炎、鼻窦炎，维护嗅觉功能。

【互助疗法】

1. 推拿按摩疗法

（1）取穴：印堂、迎香、合谷、风池、风门、大椎、肺俞。大椎穴位于第7颈椎棘突下凹陷中，取穴时低头，后颈部可摸到最突出的骨头，其下即是；肺俞穴位于两肩胛冈连线（恰通过第3胸椎棘突），正中线旁开1.5寸。

（2）操作方法

第1步：两手中指和无名指自印堂穴至前发际做直推法，两指下压，力量可稍大，并点按印堂穴，操作3分钟。

第2步：用两手指腹在两侧迎香穴同时按揉3分钟，使其产生酸胀感。

第3步：两手中指、食指夹按两侧鼻翼，搓揉3分钟，使其产生热感。

第4步：用拇指点揉合谷穴1分钟。

第5步：用食指、中指分别点揉枕后的风池穴、大椎穴及其周围。

第6步：在颈部做自上而下的拿法，操作3分钟，使其有酸胀感。

第7步：受术者俯卧位，术者分别点揉其两侧的风门穴、肺俞穴各2分钟，使其产生酸胀感。

2. 拔罐疗法

（1）取穴：肺俞、曲池、足三里。

（2）操作方法

第1步：受术者俯卧位，充分暴露背部，术者用闪火法将火罐吸拔于肺俞穴，留罐5～10分钟，待皮肤出现红色或紫黑色后起罐。

第2步：受术者仰卧位，术者用闪火法将火罐吸拔于曲池、足三里穴，留罐5～10分钟，待皮肤出现红色或紫黑色后起罐。

3. 刮痧疗法

（1）取穴：印堂、迎香、风池、膻中、中府、尺泽、列缺、合谷。

（2）操作方法

第1步：点按印堂、迎香、风池穴。风池穴位于项部，枕骨之下，胸锁乳突肌与斜方肌上端之间的凹陷处。

第2步：受术者仰卧位，术者先在要刮拭的部位涂刮痧油，然后持握刮痧板，与皮肤成45°，刮拭膻中、中府、尺泽、列缺、合谷穴，采用常规刮法，轻刺激，反复刮拭，直至出痧疹为止。

4. 艾灸疗法

（1）取穴：迎香、肺俞、足三里。

（2）操作方法：受术者坐位，充分暴露背部，术者用温和灸法灸迎香、肺俞、足三里穴，以局部皮肤潮红为度，每穴灸5分钟左右。

【饮食调理】

1. 适当补充维生素A和维生素C；多饮水，宜食清淡食物，保持大便通畅。

2. 百合50g，玉兰花蕾30g，开水浸泡，代茶饮，加冰糖食用。本方具有补肺益气的功效，适用于鼻炎伴鼻塞、气短乏力、胸闷。

3. 生姜6片，葱白3段，豆豉10g，开水浸泡10分钟，去渣，加入红糖10g，趁热饮用。本方具有通窍散寒的功效。

4. 玉兰花15g，金银花10g，菊花10g，茉莉花5g，用沸水冲泡，饮用或用煎液熏蒸鼻窍。本方具有芳香通窍的功效。

第九节　咽　炎

咽炎是咽部黏膜、黏膜下组织的炎症，常为上呼吸道感染的一部分。依据病程的长短和病理改变性质的不同，咽炎分为急性咽炎、慢性咽炎两大类。

由于空气污染，尤其是雾霾天气增多，咽炎患者逐渐增多，因此必须注意预防保健。

【症状表现】

1. 急性咽炎

起病急，初起时咽部干燥、灼热，继而疼痛，可伴发热、头痛、食欲不振和四肢酸痛、乏力，体温可达39℃以上，侵及喉部，可伴声嘶，但咳嗽比较少见；颌下淋巴结可肿大、压痛。

2. 慢性咽炎

咽部常不适，干、痒、胀，分泌物多而灼痛，易干呕，有异物感，咯之不出，吞之不下。以上症状尤其会在说话稍多、食用刺激性食物后、疲劳或天气变化时加重。易反复发作，较顽固。

【生活起居调理】

1. 养成良好的生活习惯

咽部疾病与全身健康状况密切相关，因此，保持强健的体魄是预防咽炎最基本条件之一。平时生活要劳逸结合，多进行室外活动，呼吸新鲜空气，接受阳光浴。咽炎急性期注意休息，减少体力活动，注意保暖。

2. 预防上呼吸道感染

应注意天气的冷暖变化，随时增减衣服，活动出汗后不要立即到阴冷地方、吹风或洗冷水澡等。睡觉时应关闭风扇，避开风口处。在流感易发季节，应注意预防。

3. 消除口腔和鼻腔疾患

咽位于口、鼻后下方，与口、鼻直接相连，口腔、鼻窦的慢性感染常波及咽部黏膜而导致咽炎。

4. 改善发音

掌握正确的发声方法，避免高声喊叫，长时间讲话后不要马上吃冷饮，平时还要注意咽喉的休息，尽量少说话。

5. 及时治疗

如罹患咽炎，应及时治疗。

【自我保健】

1. 舌根运动

闭口，舌尖抵牙齿，顺时针转动9次，逆时针转动9次，然后将口中津液分3次咽下，反复3遍。早晚坚持各做1次。

2. 颈项按摩

每天早起后，在双手掌心涂3～4滴薄荷精油，从下颌向脖颈交替揉搓20～30次。

3. 干洗颈面

两手掌对搓，直至发热，干洗颈部和面部，可以增加颈部及面部血液循环。

4. 叩齿

双唇紧闭，上下牙齿相互叩动。

【互助疗法】

1. 推拿按摩疗法

（1）取穴：孔最、太溪。孔最穴位于腕横纹与肘横纹连线靠近肘窝的上1/3处。

（2）操作方法

第1步：用拇指指腹重力揉按孔最穴5～7次后，停顿1～2秒，再重复上述手法，双臂各5次。

第2步：按揉足部太溪穴7～15次，可起到止咳利咽的作用。

2. 拔罐疗法

（1）取穴：肺俞、肾俞。

（2）操作方法：受术者俯卧位，充分暴露背部，术者用闪火法将火罐吸拔于肺俞、肾俞穴，留罐5～10分钟，待皮肤出现红色或紫黑色后起罐。

3. 足疗法

（1）取穴：肺及支气管反射区，位于双脚斜方肌反射区后方（脚跟方向），自甲状腺反射区向外到肩反射区处的一横指宽的带状区域及中指近节指骨（图20）。

（2）操作方法：揉按肺及支气管反射区5分钟，可调节肺功能，长期坚持对咽炎有较好的治疗效果。

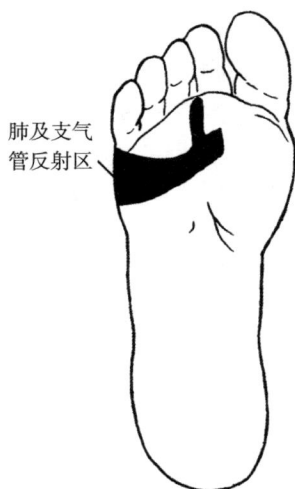

图 20 肺及支气管反射区

【饮食调理】

1.急性咽炎

（1）患病期间，宜多饮白开水，饮食以清淡、易消化为原则，如白米粥、面条、藕粉、新鲜蔬菜等。白菜、丝瓜、冬瓜、西瓜、鸭梨、黄瓜、绿豆、豆腐有清热的作用，可多食用。

（2）忌食油腻、黏滞、煎炸食物，鱼肉荤腥，皆不宜食用或尽量少食用。

（3）咽炎急性期一般不宜进补，若考虑体弱不耐，则稍加蛋、乳、瘦肉之类，以扶正气。

2.慢性咽炎

（1）宜吃具有清热解毒、滋阴润肺作用的食物。

蔬果类：萝卜、白菜、黄瓜、菠菜、冬瓜、苦瓜、梨、香蕉、枇杷、苹果、菠萝、荔枝、甘蔗等。

肉禽类：瘦猪肉、鸭肉、兔肉、猪肺等滋阴润燥之功效强，可多选食。

乳蛋类：一般均能补虚、养血润燥，可常用。

豆类：以绿豆、赤小豆、黑豆为佳。

（2）应忌食羊肉、狗肉、雀肉等辛温燥热之品。

（3）辛辣之品刺激咽喉，不宜食用。

3.清咽利喉方

（1）麦莲冰糖饮：麦冬15g，白莲子15g，冰糖适量，加水适量同煲后代茶饮用。本品有滋阴益肾、生津止渴之功效。

（2）大海生地茶：胖大海6g，生地15g，冰糖30g，茶适量。上药共置热水瓶中，沸水冲泡半瓶，闷15分钟左右，不拘次数，频频代茶饮。本品清肺利咽、滋阴生津，用于慢性咽喉炎兼大便秘结者。

（3）双根大海茶：板蓝根15g，山豆根10g，甘草10g，胖大海5g。上药共置保温瓶中，用沸水冲泡，闷20分钟后即可当茶水饮用。也可加水煎煮后，置保温瓶中慢慢饮用，每日1剂。本品有清热、解毒、利咽的作用，适用于慢性咽炎咽喉疼痛明显者。

（4）清音茶：胖大海5g，蝉蜕3g，石斛15g，水煎代茶饮。本品有养阴润喉、利咽治喑之功，适用于慢性咽炎伴有声音嘶哑者。

（5）桑菊赤杏茶：桑叶10g，菊花10g，赤芍15g，杏仁10g，冰糖适量。将杏仁捣碎后，与桑叶、菊花、冰糖共置保温瓶中，加沸水冲泡，闷15分钟后，即可当茶水饮用，每日1剂。本品清热疏风、化痰利咽。

（6）罗汉果茶：罗汉果1个。将罗汉果切碎，用沸水冲泡10分钟后，不拘时饮服。本品清肺化痰、止渴润喉，主治慢性咽炎肺阴不足、痰热互结而出现的咽喉干燥不适、喉痛失音或咳嗽口干等。

第十节　干眼症

干眼症是由于泪液的质或量异常，导致眼部干燥的综合征。随着电脑的普及，人们看电脑的时间过长，可使眨眼次数减少，或者佩戴眼镜等原因，干眼症的发病率越来越高，已成为危害眼睛健康的新隐患。

【症状表现】

1.眼睛干涩，易疲倦，严重者出现读书和看电视困难。
2.异物沙砾感，戴隐形眼镜经常出现不适感。
3.灼热感，刺痛，怕风，畏光。
4.经常眼睛发痒。
5.经常觉得眼睛视力模糊，视力下降。
6.经常眼皮紧绷，沉重不舒服。
7.分泌物黏稠。
8.严重者眼睛会红肿、充血、角质化，甚至影响视力。

【生活起居调理】

在干眼症的治疗中，发现病因并针对病因进行治疗是关键。干眼症是慢性病症，多需长期治疗，要鼓励患者坚持治疗。其次，可以滴人工泪液进行对症治疗，以改善症状。保持良好的工作、生活习惯，注重眼部的养生保健是防治干眼症的有效手段。

1.用眼勿过度：如过度看电脑、电视等，应养成多眨眼的工作习惯。从事电脑工作者，特别注意要避免长时间操作电脑，使用电脑20～30分钟，休息3～5分钟。调整好显示器与眼睛的距离和位置，尽量保持在60cm以上距离，位置略低于眼水平线，让视线变成俯视，同时显示器也不要太亮。

2.调畅情志：保持乐观情绪，不要长期处于紧张的精神状态；不可太过疲劳，要注意睡眠充足，不熬夜，劳逸结合。

3.重视环境保健，少接触空调及风沙、烟尘等环境，不要使用吹风机，减少在吸烟环境的时间；房间使用加湿器，调整适宜的湿度。适时到郊外登高远望，呼吸清新空气，对干眼症的防治亦大有裨益。

4.适度地进行体育锻炼可促进血液循环，增加人体的新陈代谢，加强眼部的血供，改善泪腺代谢，对干眼症的恢复有一定的帮助。

【自我保健】

1. 用力眨眼，睁眼、闭眼的动作重复 5 次，然后转动眼球，各个方向都要保持数秒。

2. 眼睛向上看，保持数秒后恢复原状，然后分别向左、右、下重复上述动作。

3. 干手热敷：洗净双手互相摩擦，待搓热后用手掌贴双眼（闭着眼睛），反复 3 次以上。用食指、中指、无名指的指端轻轻按压眼球，也可以旋转轻揉，但不可持续太久，也不可用力压揉，持续 20 秒左右即可。本法可起到增加眼部周围血液循环的作用，增加泪液分泌。

4. 按摩眼穴：选用睛明、印堂、太阳、攒竹、鱼腰、丝竹空、四白等穴位进行局部按摩。按摩穴位要注意两点：一是取穴要准；二是一定要有适当的力度，局部要有酸沉感。

5. 揉捏耳垂：可以通过刺激耳穴来达到分泌泪液的效果。

6. 绿茶洗眼：先用干净纱布浸热浓绿茶水洗眼，然后纱布稍拧干，热敷眼睛数分钟，每日 2 次即可。

7. 熟地黄、当归、枇杷叶、木贼草、桔梗、枳壳各 15g，栀子 10g，野菊花 18g，秦皮 12g，黄柏 20g，柴胡 9g，冷水浸泡 1 小时，煮开 30 分钟后热气熏眼、泡脚，同时按摩足底头面部及眼反射区。

【互助疗法】

推拿按摩疗法

（1）取穴：分别取攒竹、睛明、丝竹空、承泣、四白、太阳、迎香、曲池、合谷和血海、阴陵泉、足三里、三阴交、照海进行按摩。阴陵泉穴位于小腿内侧，胫骨内侧髁后下方凹陷处。

（2）操作方法：受术者仰卧，术者洗净双手，站在受术者一侧，分别在上述穴位按顺时针方向轻揉 60 圈，以受术者感到酸胀为度。注意眼睛四周的穴位不要太用力。

【饮食调理】

1. 预防干眼症应多吃富含维生素 A 的食物，如各类蔬菜、水果。可多吃胡萝卜、白菜、豆芽、豆腐、红枣、橘子及牛奶、鸡蛋、瘦肉等食物，以补充人体内维生素 A 和蛋白质，菊花、黑芝麻、黑豆、花生、核桃仁、枸杞子、决明子亦是很好的选择。不宜食辛辣、刺激性食物。

2. 食疗方

（1）百合枸杞粥：百合 10g，山药 15g，薏苡仁 20g，红枣 10 个，枸杞子 15g，桑椹 9g，菟丝子 15g。将上述材料洗净，共同煮粥食用。

（2）养阴明目茶：麦冬、沙参、蝉蜕、决明子各 10g，杭白菊 15g，绿茶 9g，枸杞子 12g，开水浸泡，代茶饮。

（3）红桑茶：取薄荷6g，桑叶6g，红花6g，野菊花5g，杭白菊5g，开水浸泡，代茶饮。

第十一节 近 视

近视的发生受发育、遗传、环境等因素的综合影响，发生率呈爆发趋势。如今用眼过度、不良的用眼习惯已成为导致近视发生的重要因素，应积极预防。

【症状表现】

1.视力减退

近视的远视力差，而近视力可正常。轻中度近视，视力可以矫正至正常；而6D以上的高度近视，尤其是玻璃体及眼底发生变性时，视力可能无法矫正至正常范围。

2.视觉疲劳

如果近视不佩戴矫正眼镜长时间做近距离工作，就会发生调节与集合平衡失调，出现眼胀、头痛、恶心、视物重影等视觉疲劳症候群，以低度近视者多见。

3.眼底改变

眼底改变主要发生于近视度数较高的轴性近视，如近视弧形斑、豹纹状眼底、黄斑部病变、周边部视网膜变性和裂孔，以及玻璃体液化、混浊、后脱离等发生。而轻中度近视的眼底一般无改变。

4.外斜视

近视看近物时不用或少用调节，导致集合功能相应减弱，日久会产生集合功能不全而发生外斜视。

【治疗】

1.验光配镜

配镜原则是选用使佩戴者获得正常视力的最低度数镜片。经过准确验光确定近视度数后，可以佩戴合适的眼镜以提高视力，消除视觉疲劳。

2.手术治疗

目前临床采用的最为广泛的手术方式是角膜屈光手术中的准分子激光术，其操作简单、疗效较好，主要适合于某些高度近视者。

【生活起居调理】

多数近视由于后天生活条件、学习环境和不良的用眼习惯等引起，因此应该进行广泛宣传，采取预防措施，以期减少近视的发生和进展。

1. 养成良好的用眼卫生习惯：端正阅读姿势，阅读距离要与阅读物保持30～35cm，阅读光线要适宜。尽量避免长时间近距离阅读、看电视、看电脑等，适时使眼睛得到休息，以改善眼睛的调节功能。避免一些不良的用眼姿态，如躺在床上看书等。

2. 定期检查视力及屈光状态，及时发现问题，及时进行防治。

3. 调畅情志：保持乐观情绪，不要长期处于紧张的精神状态下；不可太过疲劳，要注意睡眠充足、劳逸结合。

4. 对于假性近视，可用针灸、按摩等方法，以解除睫状肌痉挛，提高和改善视力。

【自我保健】

做眼保健操有助于预防近视的发生，减缓或阻止近视的发展。具体需要按摩的穴位包括睛明、印堂、太阳、攒竹、鱼腰、丝竹空、四白等。按摩穴位要注意两点：一是取穴要准；二是一定要有适当的力度，局部要有酸沉感。

【互助疗法】

推拿按摩疗法

取穴：睛明、攒竹、鱼腰、丝竹空、太阳、风池。

（1）端坐或两脚分开站立，上身平直，将两手搓热，两眼闭合，做好按摩准备。

（2）揉睛明穴：用两手食指轻按睛明穴，由外向内旋转按摩16次，再由内向外按摩16次。

（3）揉攒竹穴：用两手中指轻按攒竹穴，先向右旋转按摩16次，再向左旋转按摩16次。

（4）揉鱼腰穴：手法与揉攒竹穴相同。

（5）揉丝竹空穴：手法与揉睛明穴相同。

（6）揉眼眶下：将食指、中指及无名指并拢，置于眼眶下，中指按四白穴，按摩方法如上。

（7）揉太阳穴：用两手的大鱼际轻按太阳穴，由前向后旋转按摩20次，再由后向前旋转按摩20次。

（8）揉风池穴：两手并拢，用中指按风池穴，手法同揉太阳穴。

操作完毕，睁眼远望并做扩胸运动，则效果更佳。

【饮食调理】

中医理论认为肝开窍于目，也就是说眼睛的正常功能有赖于肝的疏泄和肝血的滋养。因此，近视者在日常可以多吃具有疏肝明目作用的食物，如红萝卜、番茄、枸杞子、深海鱼等。

第十二节　视疲劳

视疲劳是较长时间用眼工作时所产生的主观症状的综合征。引起视疲劳的常见的原因有屈光不正、眼球调节和集合功能的异常、斜视、鼻窦炎及精神心理因素等。

【症状表现】

1.眼部疲劳不适，眼皮沉重感。

2.眼干涩，眼痒，异物感，频繁眨眼，眼刺痛。

3.眼部胀痛、充血发红，黑眼圈，甚至失眠、眼花等。

4.视力下降，视物模糊，甚至复视感。

5.有时可出现头痛、头昏、精神萎靡、注意力不集中、记忆力下降及颈肩腰背酸痛不适等症状。

【治疗】

去除病因，积极治疗原发病。在此基础上，给予对症处理。如屈光不正引起的视疲劳，应验光配镜；眼部干涩不适，可以滴人工泪液等。具有滋补肝肾作用的中成药，对缓解视疲劳有较明显的效果。

1. 明目地黄丸

有滋肾养肝、清热明目的作用，适用于肝肾阴虚所致两目干涩、畏光流泪、视物模糊等。

2. 石斛夜光丸

有滋阴补肾、养肝明目的作用，适用于视力减退、两目干涩、视物昏花等。

【生活起居调理】

1.养成良好的生活和学习习惯，保证充足的睡眠，劳逸结合。

2.注意锻炼身体，增强体质，改善全身体质状态，有助于缓解或消除眼部疲劳症状。

【自我保健】

1. 眨眼法

在做近距离工作时，尤其是较长时间阅读、注视显示屏时，要主动做眨眼动作，以改善血液循环，有助于防治视疲劳。

2. 远视法

长时间伏案、近距离工作后，有目的地暂停手中工作，远眺几分钟，有助于消除眼疲劳。

3. 眼保健操

通过按摩眼部穴位，改善眼部血液循环，消除视疲劳。

4. 熨眼

两手掌互相摩擦至发热，手心盖住双眼，同时转动眼球。

5. 闭目养神

工作或学习1小时左右后，应放松全身，轻闭双眼，排除杂念，心境平和。

【互助疗法】

按摩疗法

（1）取穴：攒竹、太阳、鱼腰、丝竹空、瞳子髎。

（2）操作方法

第1步：点按攒竹。术者以两手拇指末节的桡侧点按受术者攒竹穴5次，每次按1秒钟，停留1秒钟；或前后（上下）揉按攒竹穴10秒钟。操作时力量宜轻，以受术者局部有酸胀感为最佳。

第2步：抹双柳。术者两手拇指末节桡侧分别自印堂穴推向攒竹、鱼腰、丝竹空、太阳穴（推坎宫），然后从内眼角经承泣穴推向瞳子髎穴，如此反复操作5～10次。

第3步：揉太阳。在太阳穴处点揉为2分钟。点太阳穴时力量应稍重，以受术者局部有酸胀感为最佳。

第4步：干手烘面。术者双手心相对摩擦发热，迅速贴近受术者的眼睛及面部1mm左右的距离。切忌接触受术者皮肤。

【饮食调理】

改善膳食结构，平衡饮食。多吃富含维生素A、维生素B的食物，如胡萝卜、韭菜、菠菜、番茄、豆腐、牛奶、鸡蛋、动物肝脏、瘦肉等。

平时饮用绿茶、花茶等也有清肝明目、防治眼疲劳的作用。

第十三节　便　秘

便秘的一般表现是大便次数减少，经常三五天或六七天才能大便1次。正常人每天大便1～2次，大便时间有早、中、晚饭后的不同习惯。正常排出的大便成形软便，不干不稀，排便时不感到排便困难，便后有轻松舒适的感觉。如果大便秘结坚硬，不仅排便困难，而且由于粪便堆积肠道，细菌繁殖，毒素被吸收，则影响身体健康。

【症状表现】

便秘的主要表现是大便次数减少，间隔时间延长或正常，但粪质干燥，排出困难；或粪质不干，排出不畅。可伴见腹胀、腹痛、食欲减退、嗳气反胃、大便带血等，还可伴有头痛、头晕、易怒、失眠等症状，甚至引发痔疮、肛裂。

1.实秘

大便干结，小便短赤，面红身热，或兼有腹胀腹痛，口干口臭，舌红苔黄或黄燥，脉滑数，为热秘。大便秘结，欲便不得，嗳气频作，胸胁痞满，甚则腹中胀痛，纳食减少，苔薄腻，脉弦，为气秘。

2.虚秘

虽有便意，临厕努挣乏力，挣则汗出短气，便后疲乏，大便并不干硬，面色青白，神疲气怯，舌淡嫩，苔薄，脉虚，为气虚秘。大便秘结，面色无华，头晕目眩，心悸，唇甲色淡，舌淡，脉细涩，为血虚秘。大便干燥，便时疼痛或出血，口干咽燥，欲饮不多，舌红，少苔，脉细数，为阴虚秘。大便艰涩，排出困难，面色㿠白，腹中冷痛，四肢不温，腰膝酸冷，小便清长，舌淡苔白，脉沉迟，为阳虚秘。

【生活起居调理】

1. 养成每天早晨定时排便的习惯，当有便意时不要忍着。排便时，蹲厕时间过长，或看报纸，或过分用力，都是不良的排便习惯，应予以纠正。

2. 养成经常喝开水的习惯，以保持肠道内有足够的水分来软化大便。坚持每天清晨喝1大杯温开水或淡盐水，这样有助于清洁肠道，并刺激肠道蠕动，使大便变软而易于排出。

3. 每天有意识地做肛门收缩，可增强括约肌的功能，促进局部的血液循环。

4. 便后热水坐浴，可加强局部的血液循环。

5. 参加多种体育活动，如跑步、做操、打太极拳等，都可预防便秘。

6. 保持乐观的情绪。精神紧张、焦虑等不良情绪可导致或加重便秘。

7. 顽固性便秘要查清病因，可能是由肛门、直肠、乙状结肠病变引起。因此，首先应清楚病因，以免贻误治疗。

【自我保健】

1. 自我按摩

临睡前自我按摩长强穴，每次约5分钟，可疏通经络，改善肛门部血液循环。

2. 提肛运动

用意念有意识地向上收缩肛门，具体方法：全身放松，像忍大便一样，将肛门向上提，然后放松，接着再往上提，一提一松，反复进行。站位、坐位、卧位都可进行，每天临睡和起床前各做1次，每次30下。

【互助疗法】

1. 推拿按摩疗法

（1）取穴：中脘、天枢、大横、气海、关元、肝俞、大肠俞。中脘穴位于上腹部，前正中线上，脐中上4寸；天枢穴位于腹中部，脐中旁开2寸；气海穴位于下腹部，前正中线上，脐下1.5寸；大横穴位于腹中部，脐中旁开4寸；关元穴位于下腹部，前正中线上，脐下3寸。

（2）操作方法

第1步：受术者仰卧位，术者用拇指轻快推点中脘、天枢、大横、气海、关元穴。

第2步：受术者仰卧位，术者用手掌着力，摩其腹部。先摩脐，次摩右腹，然后摩左腹，最后摩下腹部，周而复始，约5分钟，使热气逐渐渗透至腹内。

第3步：受术者俯卧位，术者自上而下推搓其脊柱两侧的肌肉，重点从肝俞推搓至大肠俞,以酸胀为度,时间5～7分钟。

第4步:受术者俯卧位,术者以小鱼际着力,横擦其腰骶部,以透热为度,约2分钟。

2. 刮痧疗法

(1)取穴:天枢、腹结、气海、关元、大肠俞、小肠俞、次髎、支沟、足三里。次髎穴位于骶部,当髂后上棘内下方,正对第2骶后孔处。

(2)操作方法

第1步:受术者仰卧位,术者用拇指点揉天枢、腹结、气海、关元穴。

第2步:受术者坐位,先在要刮拭的部位涂刮痧油,然后持握刮痧板,与皮肤成45°,用力刮拭支沟、足三里穴,力度以受术者感觉舒适为度,反复刮拭,直至出痧疹为止。

第3步:受术者俯卧位,术者刮拭大肠俞、小肠俞、次髎穴,反复刮拭,直至出痧疹为止。

3. 鍉圆针系统痧疗

常选用1～3号、7号、9号刮痧器。主要采用以逆时针腹部及命门、八髎螺旋线刮法和团揉刮为主。在需要治疗的部位先涂抹适量刮痧油。

(1)实秘:用泻法。

取穴:神阙、天枢、气海、关元、归来、大肠俞、小肠俞、肾俞、大椎、内庭。放痧穴:大椎、阳陵泉、太冲。

第1步:背部肾俞经大肠俞至小肠俞,分别用1号、2号及3号刮痧器由上而下刮拭30次,以出痧为度。

第2步:腹部正中线天枢穴,用7号刮痧器自上而下刮拭30次,以出痧为度。

第3步:依次用1号、2号刮痧器进行腹部团揉法,以逆时针为主,手法由轻到重,频率逐渐加快,速度约200次/分,力度渗入肌层。

第4步:8号刮痧器两端交替重刮内庭穴30次,可不出痧。

可考虑刮大椎穴,用力要轻柔,不可用力过重。可在大椎、阳陵泉、太冲穴放痧。

(2)虚秘

取穴:神阙、天枢、气海、关元、归来、大肠俞、小肠俞、肾俞、足三里、三阴交。

第1步:腹部正中线天枢穴至气海穴,用7号刮痧器自上而下刮拭30次,以出痧为度。

第2步:依次用1号、2号刮痧器以中空部位对准神阙穴进行腹部团揉法,以顺时针为主,手法由轻到重,频率逐渐加快,速度约200次/分,力度渗入肌层。用力要轻柔,不可用力过重,以出痧为度。

第3步:背部肾俞经大肠俞至小肠俞,分别用1号、2号及3号刮痧器由上而下刮拭30次,以出痧为度。

可考虑刮拭大椎穴,用9号刮痧器B端重刮三阴交、足三里穴各30次,可不出痧。

4. 艾灸疗法

（1）取穴：天枢、大肠俞、足三里。

（2）操作方法

第1步：受术者仰卧位，术者用温和灸法灸天枢、足三里穴，以局部皮肤潮红为度，每穴灸5分钟左右。

第2步：受术者俯卧位，术者用温和灸法灸大肠俞穴，以局部皮肤潮红为度，灸5分钟。

5. 足疗法

（1）取穴：涌泉穴、腰椎反射区、骶骨反射区。

（2）操作方法：用热水泡脚20分钟后，在涌泉穴及腰椎、骶骨反射区用点按、揉法按摩10分钟。

【饮食调理】

1. 保持大便通畅，多吃赤小豆、黑芝麻、蜂蜜、竹笋、柿饼、香蕉、无花果、黑木耳、水果、燕麦、全麦面包、糙米等。芒果、榴莲、荔枝、龙眼等热性水果不宜多吃。少吃辛辣、刺激性食物。多喝水。

2. 食疗方

（1）米醋30mL，蜂蜜2勺，加入3～5倍的水搅拌均匀，每次餐后饮用。或食松仁（生熟均可）15g，每日1次。

（2）取牛奶250mL，然后调入蜂蜜60g，搅匀，于每天早晨空腹服用。

（3）每天早晨空腹时，用温开水送服一小匙香油。

（4）取鸭梨500g，白萝卜500g，洗净，每天分两次食用。

第十四节　月经不调

月经不调是指与月经有关的多种疾病，包括月经的周期、经期、经量、经色、经质的改变，以及痛经、闭经、经前期紧张综合征等伴随月经周期出现的某些症状为特征的多种病症的总称。

【症状表现】

月经不调主要症状表现：经期提前，短于21天，而且连续出现2个周期以上；经期延迟，月经错过7天以上，甚至40～50天一行，并连续出现2个月经周期以上；经期延长，经期超过7天，甚至两周方净；月经先后不定期，提前或延迟，周期或短于21天，或长于35天。此外，还可出现痛经、闭经和崩漏等症状。

【生活起居调理】

女性由于特殊的生理现象，在生活与起居、劳作方面必须要合理安排，有一定的规律。不宜过食生冷、久居寒湿之地、过劳或过逸等。尤其是月经期更需要避免寒冷刺激、淋雨涉水、剧烈运动和过度精神刺激等。

1. 保持愉悦、乐观的情绪。保证充足的休息和合理的膳食。要适当加强锻炼，增强体质。

2. 注意保暖，衣着不能太单薄，尤其在月经期。

3. 日常生活中应保持外阴清洁，勿用沐浴液或肥皂清洁阴部，需选择专业阴部清洗液，尤其在经期。

4. 经期不宜沾冷水，不宜贪凉饮冷水。经期不宜进行体检和拔牙。

【自我保健】

平时从事一些全身性的有氧运动，如快走、慢跑、有氧体操、交谊舞、骑车（最好采用可加阻力的固定自行车）、养生功、太极拳等，每周至少保持三四次，每次30分钟。但月经期间注意运动强度。

可参照以下调经运动法。

1. 取坐位，用右掌心紧贴腹部，从右下腹开始，绕脐做顺时针搓摩，一呼一吸宜尽量延长。同时摒弃杂念，意守丹田，使元气回转。持续3分钟。

2. 然后平躺在床上，两膝部弯曲，双脚平放，双臂交错环抱在胸前。抬起左肩、左臂尽量探向右膝，只要感觉舒服即可。保持这个姿势几秒钟。回到开始的姿势，放松，然后抬起右肩、右臂尽量探向左膝。应缓慢又有节奏地重复练习。

【互助疗法】

1. 推拿按摩疗法

（1）一指禅推法推气海、关元、中极，每穴1分钟。

（2）受术者仰卧，术者立于其右侧，用摩法按顺时针方向在小腹治疗6～8分钟。

（3）腹部运揉约3分钟

（4）按腰骶部4～5分钟。

（5）一指禅推法推肝俞、脾俞、膈俞、肾俞。

（6）按揉肝俞、脾俞、膈俞、肾俞，每穴1分钟。

（7）按揉血海、三阴交、太冲、太溪，每穴1分钟。

（8）擦八髎及腰骶部，以透热为度。

2. 拔罐疗法

（1）气滞血瘀：选膈俞、肝俞、期门、中极、血海。膈俞、肝俞用梅花针叩刺出血，以皮肤微微出血为度；然后拔罐，以局部皮肤有少量血点为度。余穴采用单纯拔罐法，留罐10分钟，每日1次，10次为1个疗程。

（2）血热：选大椎、曲池、中极、三阴交、隐白。曲池、大椎及隐白穴用三棱针点刺出血，出血量以3～5mL为度。余穴拔罐，留罐10分钟，每日1次，10次为1个疗程。

（3）肾虚：选肾俞、气海、关元、三阴交、照海。先温灸各穴15分钟，以皮肤有温热感及人体感觉舒适为宜，之后吸拔火罐，留罐10分钟，每日1次，10次为1个疗程。

3. 刮痧疗法

月经不调可在以下部位刮痧治疗。

（1）背部：膀胱经——双侧肝俞、脾俞至肾俞。

（2）腹部：任脉——气海至关元；胃经——双侧归来。

（3）下肢：脾经——双侧血海、三阴交；肝经——双侧中都、太冲；肾经——双侧交信、太溪。

月经先期以太冲、太溪为重点；月经后期以血海、归来为重点；月经先后不定期以肾俞、交信为重点；痛经则选择大椎、肩井、大杼、膏肓，或关元至中极，地机至三阴交、次髎。若肝郁加刮太冲；气血亏虚则加刮足三里、期门。

4. 锟圆针系统痧疗

（1）取穴：以足太阳经、足太阴经、足厥阴经、任脉穴，以及肾的背俞穴、原穴为主。

主穴：命门、关元、三阴交、血海。

配穴：气海、中极、天枢、归来、八髎、长强、肝俞、肾俞、太溪、交信、太溪、太冲。

（2）操作方法：常选用1～4号、7～9号刮痧器。采用以背部、腹部及下肢直线刮法，腹部及命门、八髎螺旋线刮法和团揉刮为主。在需要治疗的部位先涂抹适量刮痧油。

第1步：7号刮痧器长刮下腹部气海经关元到中极、天枢到归来。

第2步：4号刮痧器刮拭命门到长强穴的脊椎突起处，用力要轻柔，不可用力过重，以出痧为度。

第3步：分别用1号、2号刮痧器自上而下刮拭背部肝俞至肾俞。

第4步：9号刮痧器B端从上向下刮拭足太阴脾经血海至三阴交穴。

第5步：8号刮痧器从上向下刮拭足少阴肾经交信至太溪穴，并用B端垂直按揉太冲、太溪穴。

第6步：分别用1号、2号、3号刮痧器螺旋刮法和团揉刮骶部。

5. 艾灸疗法

（1）血虚：灸膻中、关元、子宫、内关、涌泉，用隔姜灸或温和灸。

（2）肾虚：灸八髎、归来、三阴交。

（3）血寒：灸关元、八髎、三阴交、足三里。

（4）气郁：灸关元、命门、肩井、太冲。

6. 足疗法

（1）足底部反射区：头部（大脑）、脑垂体、小脑及脑干、甲状腺、甲状旁腺、腹腔神经丛、肝、脾、肾上腺、肾、输尿道、膀胱、胃、胰、十二指肠、生殖腺。用拇指指端点法，食指指间关节点法，拇指关节刮法、按法，食指关节刮法，拇指推法、擦法，拳面叩击法等。

（2）足内侧反射区：颈椎、胸椎、腰椎、骶骨、尿道及阴道、前列腺或子宫。用食指外侧缘刮法、按法，拇指推法。

（3）足外侧反射区：下腹部、生殖腺。用食指外侧缘刮法、按法，拇指推法、叩击法等。

（4）足背部反射区：腹股沟管、上身淋巴结、下身淋巴结。用拇指指端点法、食指指间关节点法等。

【饮食调理】

1. 月经来潮的前1周饮食宜清淡、易消化、富营养，可以多吃豆类、鱼类等高蛋白食物，并增加绿叶蔬菜、水果，也要多饮水，以保持大便通畅，减少盆腔充血。月经来潮前应忌食咸食，不宜吃辛辣刺激性及肥腻的食物，少食生冷，忌冷饮。

2. 食疗方

（1）山楂红花酒：山楂30g，红花15g，白酒250g。将上药入酒中浸泡1周。每次45～30g，每日2次饮用，视酒量大小，以不醉为度。本品活血化瘀，主治经来量少、紫黑有块、腹痛（血块排出后痛减）。

（2）茴香酒：小茴香、青皮各15g，黄酒250g。将小茴香、青皮洗净，入酒内浸泡3天，即可饮用。每次15～30g，每日2次。如不耐酒者，可以醋代之。本品疏肝理气，主治月经先期或月经先后不定期，如经行不畅、乳房及小腹胀痛等症。

第十五节　抑郁症

抑郁症是一种常见的精神疾病，严重者可出现自杀念头和行为，是精神科自杀率最高的疾病。大学生长期处于紧张状态，繁重的学习、考试和找工作等压力是造成抑郁症的重要原因之一。因此，大学生需要了解抑郁症，预防抑郁症，但是已经患有抑郁症者必须及时去医院治疗。

【症状表现】

1. 情绪低落，总是高兴不起来，忧愁伤感，甚至悲观绝望、精神萎靡不振。部分轻度抑郁症者常觉精力丧失、疲乏无力。常有不明原因的身体不适，如头痛、背痛、四肢痛、腰痛等，医院检查找不到明确的原因等。

2. 思维迟缓，自觉大脑记不住事，思考问题困难，注意力难以集中，记忆力减退，大脑反应迟钝，思路闭塞等。

3. 不爱运动，行动迟缓，走路缓慢，言语少等。

4. 睡眠障碍：早醒，醒后不复入睡，心情有昼重夜轻的变化。清晨或上午陷入心情低潮，下午或傍晚逐渐好转。

【生活起居调理】

1. 保持心态平和

快乐的心态能使神经系统的兴奋水平处于最佳状态，促进身体分泌有益的激素。

2. 调整生活状态

合理安排每天的生活，不论是工作还是日常吃、住、行，以及各种社交活动或娱乐活动，安排得有条不紊，使自己的生活充实而快乐。

3. 聆听舒缓音乐

音乐疗法常是治疗抑郁症的首选方式之一。听听自己喜欢的音乐和歌曲，陶醉在优美的音乐旋律中，能减轻疲劳，放松精神。

4. 走出家门

户外天地广阔，空气新鲜，阳光温暖。感觉被烦恼包围的时候，不妨到户外踏踏青、散散步，欣赏一下大自然的美景。或者进行一些力所能及的运动项目，如快走、慢跑、散步、踢毽子、做体操等，坚持1～2小时，就可以排解阴霾的心情。

5. 积极面对

使用理性思维挑战自己的观念，要同情自己，宽容自己。建立自信，建立自己的社会价值观；挑战消极观念，建立新的行为模式，对挫折与失败做好充分的心理准备。善于寻求帮助，不要默默承受，多和朋友聚会、聊天交流。

6. 避免服用某些药物

口服避孕药、巴比妥类药、可的松、磺胺类药、利血平可引起抑郁症，应尽量避免使用。

【自我保健】

有氧运动能调节心情，转移注意力，具有防治抑郁症的作用。平时选择一些自己比较有兴趣的运动可以释放压力，让心中的不快得到宣泄。同时，在运动过程中，注意力会被转移到乐于接受的事件上，避免沉浸在不良情绪中。

此外，运动还可以充实生活，占据情绪低落抑郁的时间，对减轻抑郁心理的干扰有促进作用。

1. 健身调神八段锦

（1）双手托天理三焦：自然站立，两足平开，与肩同宽，含胸收腹，腰脊放松。正头平视，口齿轻闭，宁神调息，气沉丹田。双手自体侧缓缓举至头顶，转掌心向上，用力向上托举，足跟亦随双手的托举而起落。托举6次后，双手转掌心朝下，沿体前缓缓按至小腹，还原。

（2）左右开弓似射雕：自然站立，左脚向左侧横开一步，身体下蹲成骑马步，双手虚握于两髋之外侧，随后自胸前向上划弧提于与乳平。右手向右拉至与右乳平高，与右距约两拳许，意如拉紧弓弦，开弓如满月；左手捏剑诀，向左侧伸出，顺势转头向左，视线通过左手食指凝视远方，意如剑在手，等机而射。稍作停顿后，随即将身体上起，顺势将两手向下划弧收回胸前，并同时收回左腿，还原成自然站立。此为左式，右式反之。左右调换练习6次。

（3）调理脾胃须单举：自然站立，左手缓缓自体侧上举至头，翻转掌心向上，并向左外方用力举托，同时右手下按附应。举按数次后，左手沿体前缓缓下落，还原至体侧。右手举按动作同左手，惟方向相反。

（4）五劳七伤往后瞧：自然站立，双脚与肩同宽，双手自然下垂，宁神调息，气沉丹田。头部微微向左转动，两眼目视左后方，稍停顿后，缓缓转正，再缓缓转向右侧，目视右后方稍停顿，转正。如此6次。

（5）摇头摆尾去心火：两足横开，双膝下蹲，成骑马步。上体正下，稍向前探，两目平视，双手反按在膝盖上，双肘外撑。以腰为轴，头脊要正，将躯干划弧摇转至左前方，左臂弯曲，右臂绷直，肘臂外撑，头与左膝呈一垂线，臀部向右下方撑劲，目视右足尖；稍停顿后，随即向相反方向，划弧摇至右前方。反复6次。

（6）两手攀足固肾腰：松静站立，两足平开，与肩同宽。两臂平举自体侧缓缓抬起至头顶上方转掌心朝上，向上作托举。稍停顿，两腿绷直，以腰为轴，身体前俯，双手顺势攀足，稍作停顿，将身体缓缓直起，双手顺势起于头顶之上，两臂伸直，掌心向前，再自身体两侧缓缓下落于体侧。

（7）攒拳怒目增力气：两足横开，两膝下蹲，呈骑马步。双手握拳，拳眼向下。左拳向前方击出，顺势头稍向左转，两眼通过左拳凝视远方，右拳同时后拉。与左拳出击形成一种"争力"。随后，收回左拳，击出右拳，要领同前。反复6次。

（8）背后七颠把病消：两足并拢，两腿直立，身体放松，两手臂自然下垂，手指并拢，掌指向前。随后双手平掌下按，顺势将两脚跟向上提起，稍作停顿，将两脚跟下落着地。反复练习6次。

2. 自我按摩

（1）取穴：神庭、百会、太阳、印堂、风池、三阴交。

（2）操作方法：用拇指或食指依次点按上述穴位1～3分钟。

【互助疗法】

1. 推拿按摩疗法

第1步：揉太阳、攒竹。受术者取仰卧位，术者以指揉其太阳、攒竹穴100次。

第2步：推坎宫，以两拇指自眉头向眉梢做分推36次。

第3步：揉印堂，以指揉印堂穴100次。

第4步：开天门，两拇指螺纹面自眉心起，交替向上推至上星穴36次。

第5步：扫散法，在头部两侧胆经循行部位扫散，每侧20～30次。

第6步：揉百会、四神聪各100次。

第7步：五指分梳。两手五指分开，交替从前发际梳向后发际66次。

第8步：两手五指微屈，上下交替轻击头部100次。

第9步：叩头部，两手相合，五指微曲，用小指侧叩击头部100次。

第10步：搓胆经，以两手指搓两耳上部胆经循行部位100次。

第11步：以指揉风池穴100次。

第12步：拿颈项，沿膀胱经颈部循行部位，从上向下拿揉6次。

第13步：拿肩井9次。

2. 拔罐疗法

可以采用走罐法，在背部督脉与膀胱经走行处使用闪火法走罐，以局部皮肤潮红、微热为度。

3. 刮痧疗法

（1）刮痧的区域

①背部：膀胱经：心俞至脾俞；督脉：大椎至命门。

②胸部：任脉：膻中穴至鸠尾；胃经：双侧乳根至梁门。

③上肢部：心包经：双侧内关至大陵；心经：双侧神门至通里。

④下肢部：脾经：双侧三阴交至阴陵泉；胃经：双侧丰隆至足三里。

⑤肾经：双侧涌泉。

（2）刮痧方法：刮痧前，应关好门窗，防止受风、受寒，室内温度在20℃左右，光线充足。刮痧时，首先要涂抹刮痧油，按照经络的走向，顺经为补、逆经为泻的要领，不可来回刮拭，要有一定的力度，每个部位的刮痧次数在15次以内，不可过于追求出痧的现象，以免对皮肤造成损害和出血，引发感染。

4. 艾灸疗法

取穴心俞、脾俞、肺俞、肝俞、肾俞、膈俞、大椎、关元、三阴交，艾条悬灸或隔姜灸。

5. 足疗法

治疗抑郁症常用的足部反射区有肾上腺、腹腔神经丛、肾、输尿管、额窦、小脑及脑干、脑垂体、三叉神经、甲状腺、心（左脚）、颈项、颈椎、上下淋巴结、失眠点、肝（右脚）、子宫与前列腺、卵巢与睾丸反射区，也可根据不同的表现选择相应的反射区。手法以单食指叩拳法和双手指刮压法为常用的方法。

【饮食调理】

1. 饮食要规律，多吃富含营养的食物，如深海鱼、香蕉、葡萄柚、菠菜、樱桃、南瓜、全麦面包等，以提神醒脑、振奋精神，减轻焦虑和抑郁情绪，提升自信。还可多食玫瑰花、山楂、龙眼肉、莲子、荸荠、银耳等，可起到疏肝理气、除烦安神之功。

2. 食疗方

（1）山楂枸杞茶：取少量山楂干与枸杞子、蜂蜜，以水冲服，有养肝消瘀、清肝热等功效。

（2）莲心大枣汤：莲心3g，大枣10枚，开水冲泡，每日1次，饭后饮用。本品可益气补血、宁心安神。

（3）猪肉苦瓜丝：苦瓜300g，瘦猪肉150g。苦瓜切丝，加清水急火烧沸后，捞出。

瘦猪肉切丝，油煸后，入苦瓜丝同炒，调味后即可食用。本品可泻肝降火。

（4）莲子银耳汤：莲子50g煨汤，待莲子熟烂，加入水发银耳15～30g继续煮开，白糖调味服食。本品有清心除烦、强心补虚之功。

第十六节　焦虑症

焦虑是一种不愉快的、痛苦的情绪状态，同时伴有躯体方面的不舒服体验。焦虑是一种保护性反应，称为生理性焦虑。当焦虑的严重程度和客观事件或处境明显不符，或者持续时间过长时，就变成了病理性焦虑，称为焦虑症状。

【症状表现】

1. 情绪症状

处于一种紧张不安、提心吊胆、害怕、忧虑等内心体验中。

2. 躯体症状

往往会伴有心慌、气短、口干、出汗、颤抖、面色潮红等，有时还会有濒死感，严重时还会有失控感。

【生活起居调理】

1. 注意个性的培养十分必要，学习以欣赏、快乐的心情和热情与人交往，对现实有正确、客观的判断，任何事情顺其自然，丢掉精神包袱会缓解压力，减轻不安全感。对家人和朋友倾诉心理创伤和紧张恐惧心理，将内心的痛苦发泄出来。尽可能地把时间安排得紧凑，充实生活，转移注意力。

2. 睡眠充足可以根本地消除疲劳，精神安定。养成良好的睡眠习惯，如睡前用热水泡脚、饮热牛奶、按摩涌泉穴等。

3. 温水浴：温水浴对于缓解紧张的情绪往往有立竿见影的效果。

【自我保健】

同抑郁症。

【互助疗法】

同抑郁症。

【饮食调理】

注意不要经常吃辛辣、刺激性食物，以清淡饮食为主；多吃水果；宜食用菠菜、燕麦、瓜子、香蕉、牛奶、小米等。

第十七节　痤　疮

痤疮是毛囊与皮脂腺的慢性炎症性皮肤病，好发于青年人的面部及胸背部，以粉刺、丘疹、脓疱、结节、囊肿、瘢痕等为主要损害，是皮肤科常见病、多发病。

【症状表现】

本病多发于颜面，尤其是面颊、口周、前额、下颌部及胸背部。皮损初起为针头大小的毛囊性丘疹，称为黑头粉刺、白头粉刺，严重者可出现紫红色结节、脓肿等，常伴面部、头发油腻，毛孔粗大。本病的病程长短不一。

【生活起居调理】

1. 对于油性皮肤、环境温度较高或经常锻炼者，除晨起、午休和晚睡前各清洁面部1次外，运动或外出回家后也应洗脸，保持脸部清洁、干爽，避免污物堵塞毛孔。

2. 油性皮肤者适宜选用奶液状的化妆品或护肤品，并且每天睡前用温热水洗脸后，不再涂任何化妆品。

3. 不要用手挤压痤疮，否则伤及真皮层，留下色斑，影响美观。

4. 调整情绪很重要，紧张的情绪也会加重痤疮，所以要注意劳逸结合，保持乐观积极的心态、愉快与放松的心情。

【自我保健】

1. 痤疮出现"白头"时，可用消毒棉棒蘸75%酒精，局部皮肤消毒，清理脓液。切勿乱用外用药，特别是含激素类的药物，会造成痤疮减轻或痊愈的假象，最终导致激素依赖性皮炎的发生，给治疗带来极大困难。

2. 运动虽然不能直接对痤疮起到治疗效果，但是运动可以促进人体的新陈代谢，使毛孔通透性增强。

3. 在足底肝胆、尿道、膀胱、输尿管、肾脏、脾脏反射区做按摩，每穴60次，每日2～3次。

【互助疗法】

1. 按摩
基本取穴：百会、四神聪、风池、印堂、太阳、阳陵泉、阴陵泉、丰隆。

加减：月经不调加血海、膈俞；血瘀痰结加血海。

2. 耳穴贴压
取穴：内分泌、心、肺、交感、面颊、耳尖。皮脂溢出加脾，便秘加大肠，月经不调加子宫、肝。

3. 刮痧、拔罐

（1）刮痧主要刮拭背部膀胱经、督脉及背部两胁肋、肩胛，症状明显时可加刮前胸、任脉。

（2）刺络用三棱针、采血针或梅花针点刺放血。

（3）拔罐一般在刮痧后进行，选择肺俞、心俞、大椎、膈俞等穴位，也可选择出痧较多的部位或是阳性反应点，留罐8～10分钟。

刮痧、拔罐一般是痧退后再进行第2次。10次为1个疗程。

【 饮食调理 】

1. 饮食尽量清淡，多喝绿茶，多吃蔬菜和水果。多吃清热解毒、润肠通便的食物，如苦瓜、芹菜、鱼腥草、菠菜、冬瓜子、丝瓜、小米、穿心莲等。少油、少甜、少刺激饮食。避免食用海鲜、辛辣、过多含有色素及人工香料的食品，以及含有咖啡因的食品，如咖啡、可可、巧克力等。另外，不要酗酒、吸烟，不要盲目吃补药。

2. 食疗方

（1）马齿苋蒲公英蘸酱：在马齿苋、蒲公英生长的季节，采摘新鲜马齿苋与蒲公英，洗净，每天各200g左右，蘸甜面酱佐餐。

（2）金银花、蒲公英、槐花、白茅根各15g，每日代茶饮。本品可清热解毒，除湿化痰。

（3）枇杷叶、车前子、橘皮、菊花、夏枯草各10g，代茶饮。本品可宣肺清热，疏风散邪，消肿散结。